抗がん剤治療を受けるときに読む本

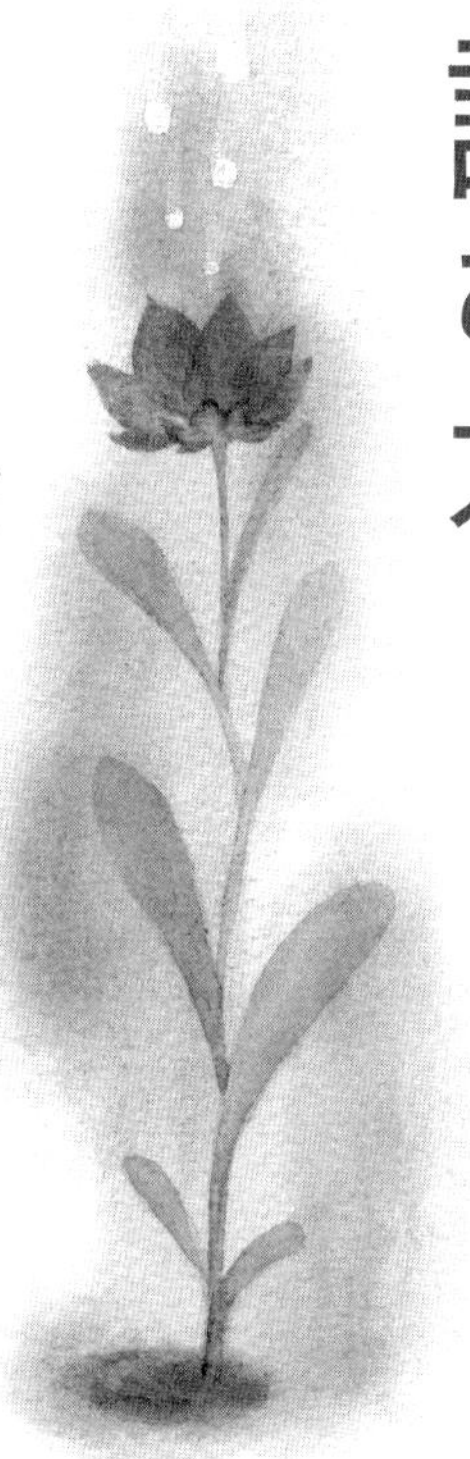

Kato Ryusuke
加藤隆佑

緑書房

はじめに

日本では、がんにかかる人が年々増えており、生涯でがんにかかる確率は、男性は65%、女性は45%と試算されています。そして3人に1人ががんで亡くなる時代になっています。つまり、がんはもはやひとごとではなく、誰にでもおこりうる身近なできごとなのです。ですから、もし自分や家族ががんになってしまったらどうしたらよいのかを知っておく必要があるでしょう。

私はがん専門医として、これまでに数百人の抗がん剤治療を受ける患者さんをみてきました。がんになった人がどれだけ怖い思いをするか、家族がどれだけ悲しい思いをするか、どれだけ不安な日々を過ごすか……そのようなことを日々肌で感じています。「手術でがんをとりきれなかったら、あとは抗がん剤治療しかない。今後どうなっていくのだろうか」「副作用がつらい」「抗がん剤治療を受けている家族をどのように支えたらよいだろうか」というような悩みをよく聞きます。

これらの悩みはちょっとしたことで解決できることがあります。しかし、なかなかそのような悩みを医療従事者にうちあけることができずに、悩みを抱えたまま、生活されている方がたくさんいらっしゃいます。それは、外来診療という限られた時間のなかで、悩みをすべて主治医に伝えきれない、主治医とうまくコミュニケーションをとることができないということに原因があります。私はそのような悩みを、ソーシャルメディアやがんのカウンセリングを通して、解決してきました。

その過程で、悩みを解決していくために知っておくべきこと、がんの治療で後悔しないためにすべきことがいくつかあることがわかりました。

また、がんと告知されたときから、患者さんとその家族の方々は、いろいろな選択を迫られます。

「子どもに自分ががんになったことを伝えるべきか」「抗がん剤治療を勧められたが治療を受けるべきか」「セカンドオピニオンを受けたほうがいいだろうか」「このまま抗がん剤治療を続けて大丈夫だろうか」このような場面で適切な判断をするために知っておくべきことがあります。

治療中の副作用のつらさは主治医に伝えてもなかなか解決できないことが多いのです

が、その対処のしかたは知っておいていただきたいのです。また、主治医とよい関係を築けないときの解決策も知っておくとよいでしょう。

そして、たとえ「完治の見込みがとても低い」といわれたとしても、毎日を充実した気持ちで生きていくことは可能です。前向きに生きるためにできることを知っていただいて、実践してほしいと思います。

本書の出版にあたり、緑書房の森田猛氏と羽貝雅之氏に大変お世話になりました。心より謝意を表します。

本書が、多くの人のがんに伴う苦しみを和らげる一助になることを祈っています。

著者

はじめに……3

第1章
がんに関する事実を知り、がんを克服する　11
1　がんになるメカニズムを理解し、原因をとり除く……12
2　がんになっても必ず死ぬとは限らない……18
3　遺伝子異常があってもがんを発症させないためには……23

第2章
抗がん剤治療による副作用を乗り越える　31
1　抗がん剤治療を受ける目的……32
2　副作用に関する基本的な知識……46
3　副作用の症状が医師に的確に伝わる方法……62

4　副作用のつらさを伝えても、医師が対処してくれないとき……70
5　治すためにつらい副作用に耐えるという考えは危険……83
6　副作用は体力が低下すると出やすくなる……87
7　リハビリで合併症を予防し、副作用を和らげる……93
8　抗がん剤による倦怠感をとるための対処法……95
9　副作用で食べられないときの対処法……108
10　抗がん剤治療の特徴を理解し、自分らしい生活を送る……112

第3章

抗がん剤治療を受ける意味を家族とともに考える　117

1　抗がん剤治療を受ける意味とは……118
2　本人が納得したうえで治療を受ける……123
3　大切な人ががんになったときにできること……129
4　長く生きるために苦しみをなくす……138
5　余命宣告の受け止め方……144

6 がんの告知のショックから立ち直る方法 …… 151
7 がんになったことを小さな子どもに伝えるべきか …… 159
8 がんになったときに乗り越えないといけない苦しみとは …… 164
9 自分の死の迎え方を考えておく …… 177

第4章

がん治療で直面するさまざまな問題を解決する

183

1 がんになったときは誰かに相談する …… 184
2 病院に行くストレスを楽しみに変える方法 …… 193
3 主治医を変えたいと思ったときにすべきこと …… 195
4 上手にセカンドオピニオンを受けるには …… 204
5 どの治療を受けたらよいか悩んだら …… 209
6 さまざまな情報から、適切な情報を見抜く方法 …… 213

第5章　心を安定させることが治療を成功に導く……219

1　感謝をすることで心の不安をとる……220
2　「自分が求める感情」を意識して生きる力を得る……224
3　呼吸を意識してリラックスする……235
4　「やる気回復ノート」で元気になる……237
5　復活のストーリーで前向きな気持ちになる……241

コラム

コラム1　がんの食事療法……26
コラム2　抗がん剤治療をやめるタイミング……44
コラム3　よい医療を受けるための診察時のポイント……82
コラム4　患者さんが手術を拒絶した理由……137

コラム5　長生きに大切なのは前向きな気持ちと痛みがない状態……142
コラム6　分子標的薬によるオーダーメイド治療……150
コラム7　高齢者の入院には認知症や寝たきりの予防を……158
コラム8　がんは家族全員の問題……162
コラム9　がんになっても工夫しだいで仕事は続けられる……181
コラム10　話を聞いてくれる人を探す……192
コラム11　初めての病院に行くときに準備するもの……203
コラム12　抗がん剤治療を否定する情報の検証……218
コラム13　日本のがん治療の問題点……243

参考文献および参考HP……244

第1章

がんに関する事実を知り、がんを克服する

1　がんになるメカニズムを理解し、原因をとり除く

がんの原因を追究することには意味がある

「なぜ、私はがんになってしまったのでしょうか?」

これは、がんになった方からよくされる質問です。

普段から食生活に気をつけ、運動もしっかりしていて、お酒もあまり飲まない方は、自分ががんになってしまったことが腑に落ちず、その原因を知ろうとします。それが、このような質問となるのです。

質問を受けた主治医は、たいていこう答えます。

「遺伝、食べもの、喫煙、ウイルス、アルコールなどが原因として考えられます。これらの原因が絡みあって、がんになったのです」

そして、こう続けます。

「がんになった原因も気になるでしょうが、まずは手術や放射線や抗がん剤で治療してみましょう」

なぜこうした答え方をするかというと、「がんの原因をいくら追究しても意味がない。そんな時間があったら治療に専念したほうがいい」と考えている医師が多いからです。せいぜい、過度に摂取するとがんになるといわれている、タバコやアルコールの量をチェックし、それらを控えるように勧めるだけです。そして、手術や放射線や抗がん剤といった、最新技術を駆使して、がん細胞を倒すことに重点を置いた治療に入っていきます。

確かに、手術や放射線や抗がん剤は有効な治療法です。

しかし私は、**がんの原因を見つけてとり除くことも、これらの治療を受けることと同じくらい大切なこと**だと考えています。それは、**がんの原因をとり除かないと、せっかく治療を受けても、治療の効果が十分に発揮されなかったり、がんが再発してしまう**ことがあるからです。

そこで、最初にがんになるメカニズムを知っていただき、そのうえでがんの原因をとり除くヒントを得てください。

がんを考えるための視点①――免疫

がんになるメカニズムは、二つの視点から説明することができます。

その一つは、「**免疫**」という視点です。

体中のあちらこちらで、減っていく細胞を補うために、細胞分裂が繰り返し行われています。細胞分裂を重ねるうちに小さなコピーミスが起こり、これが重なって細胞はがんの芽となります。実は、どんな人にも、体のあらゆるところにがん細胞の芽ができているのです。

がんの芽（すなわち遺伝子異常をもつ細胞）は1日におよそ5000個もできますが、ナチュラルキラー細胞などの免疫細胞により排除されます。しかし、何らかの原因で免疫力が低下し、それが長期間にわたると、がんの芽が排除されずに生き残ることがあります。

大半はがんの芽のままで終わるのですが、そのうちの一つが、免疫細胞と闘いながら少しずつ大きくなることがあります。大きくなっても、あるときには免疫細胞に抑えられて成長が止まることもありますし、縮小したり消滅したりすることさえあります。このような過程を経ながら細胞分裂を繰り返し、少しずつ大きくなり、およそ10億個まで成長して初めて1センチのがんになります。ここまで成長するのに約5～10年かかります。さらに大きながんになるには数年かかります。

がん細胞は、血液中を移動してほかの臓器に転移しますが、通常はがん細胞が血管のなかに入っても、血液に含まれる免疫細胞に殺されます。

しかし、免疫力が低下していると、免疫細胞のすきまをかいくぐり、遠くの臓器に転移することがあります。ということは、免疫細胞が活発にはたらいているときは、がん細胞は免疫細胞のすきまをかいくぐることができず、転移することはないということです。

こうした過程をふまえると、なぜがんになってしまったかの答えの一つが得られます。

それは、**「何らかの原因で免疫力が下がってしまったから」**です。

では、なぜ免疫力が下がるのでしょうか。その原因は、加齢、不適切な食生活、不眠、精神的なストレスなど多岐にわたります。

したがって、**がんの原因をとり除くには、食生活を整え、ストレスを減らし、よく眠り、きちんと運動することが大切**だということがわかります。

がんを考えるための視点②――正常な細胞ががん細胞になる

もう一つは、「**正常な細胞ががん細胞になる**」という視点です。

がん細胞が発生する過程には、「**二段階説**」という考え方があります。これは1940年代にアイザック・ベレンブラムという生化学者が唱えた学説で、「**イニシエーション**」と「**プロモーション**」という二段階を経て、正常な細胞ががん細胞になるという考え方です。

イニシエーションとは、細胞のDNAに傷がついて、がんのきっかけとなる細胞がつくられることです。イニシエーションを引き起こす物質のことをイニシエーターと呼びますが、それにはタバコ、排気ガス、紫外線、活性酸素、大気中や食べものに含まれる化学物質、放射線などがあります。

しかし、細胞がイニシエーションされただけでがんになるわけではありません。がん細胞がプロモーターという物質によって、ある程度の大きさまで増殖することによってがんになるのです。この過程をプロモーションといいます。プロモーターには、タバコ、性ホルモン、脂肪、活性酸素、放射線などがあります。

これらのメカニズムから考えると、イニシエーターやプロモーターをなるべく体にとり込まないようにしたり、イニシエーターやプロモーターのはたらきを阻害する物質を摂取したりすることが、がんの発生を抑えることがわかります。

イニシエーターやプロモーターのはたらきを阻害する物質には、**ビタミンA、ビタミンC、ビタミンE、セレニウム、インドール（アブラナ科の野菜に多く含まれる物質）**などがあります。ですから、がんの発生を未然に防ぐためには、これらが不足しないように注意する必要があります。

このように、がんになるプロセスを二つの視点から考えることで、がんになる原因がわかります。また、免疫力を高める重要性や、がんになる物質をとり込まずに、がんを防ぐ物質を摂取する工夫が大切であることがわかってきます。そして、このことはがんを克服するうえでも重要なのです。

2　がんになっても必ず死ぬとは限らない

「がん＝死」ではない

がんになったときに、最初に頭をよぎるのは「死」ではないでしょうか。なぜなら、3人に1人ががんで亡くなる時代だからです。また、大切な人をがんで失った経験のある方なら、なおさらそのように感じるのではないでしょうか。

有名人が長い闘病生活を送った後にがんで亡くなったというニュースなども、そのイメージを強くしています。

「死」以外にも、がんに対して、次のようなネガティブなイメージをもつ人もいます。

「治療がつらいのではないか」

「耐えがたい痛みを伴うのではないだろうか」

しかし、本当にそうなのでしょうか。

まずは、「がんになると死んでしまうのか」ということについて考えてみます。

3人に1人ががんで亡くなる時代ですから、がんと聞くと死に直接つながるように考えてしまいがちですが、がんと死は直結しないこともあります。このことを裏づける三つの事実を紹介します。

一つ目は、「**がんになっても、天寿をまっとうする方はたくさんいる**」という事実です。また、がんであっても、がん以外の別の病気が原因で亡くなる方もいます。体内にがんがあることに気づかないまま別の病気で亡くなり、死後に体を解剖して、初めてがんがあったことが判明することもあります。つまり、がんになったからといって、すべての人ががんが原因で亡くなっているわけではないのです。

二つ目は、「**がんのなかには、死に影響しないものがある**」という事実です。つまり、死に直接つながらないがんもあるということです。乳がん、甲状腺がん、前立腺がんが、これに該当します。乳がんに関しては、次のようなことがいわれています。

20世紀には、乳がんの患者数が増え続け、同時に治療法も劇的に進化しましたが、米国ではその間の乳がんの年齢調整死亡率が劇的には変わらなかったので、乳がんの4分の3以上は治療をしなくても生死にあまり影響がない可能性が高いと考えられます。

表1-1　ステージ別5年生存率

	ステージⅠ	ステージⅡ	ステージⅢ	ステージⅣ
胃がん	96.7%	64.4%	46.7%	7.3%
大腸がん	99.2%	89.1%	78.7%	16.1%
乳がん	99.8%	94.6%	76.1%	31.5%

そして、甲状腺がんや前立腺がんにも同様の傾向があるといわれています。以上からいえるのは、乳がん、甲状腺がん、前立腺がんのなかには放置しておいてもよいものが、ある程度の割合で存在するということです。もしかしたら、乳がん、前立腺がん、甲状腺がん以外にも、そのような傾向をもつがんがあるかもしれません。

しかし、**放置してよいがんなのか、それとも治療しないと死に結びつくがんなのかを区別できないため、最悪のケースを想定して治療を行っている**ということが医療の現状であることを知っておいてください。

三つ目は、「**がんは早い段階で見つかれば完治する可能性が高い**」という事実です（表1－1）。たとえば大腸がんでは、がんのステージが進むほど、生存率が低くなります。早い段階で見つかるほど、治る確率が高いのです。ただし、最も進んでいると分類されるステージⅣであったとしても、完治することがあります。大腸がんで肝臓に転移があったにもかかわらず、抗がん剤治療でがんを縮小させ、最後に手術をして完治に至ったケースがあります。ほかに、食道がんで完治が難しいと思われたケースでも、放射線治療と抗がん剤治療でがんを縮小させ、最後に手術をして完治したことがあります。このように、ステージが進んでいても完治することがあることは、覚えておいてください。

がんがあるだけでは生命に危機を及ぼさない

これまで三つの事実から、「がん＝死」ではないことを説明してきました。

次に、「がんがあるだけでは生命に危機を及ぼさない」という事実も知っておいてください。すなわち、**がんの広がりがある一定以上を超えると特定の症状が生じますが、その範囲を超えなければ普段通りの生活を送れる**ということです。

たとえば、肝臓の一部にがんがあるだけでは痛みは生じませんし、肝臓の機能にも不都合は生じません。しかし、がんが肝臓全体を占めるようになると、体調不良をきたし、肝臓が機能しなくなり、生命を維持することが難しくなります。つまり、がんを体から完全にとり除くことができなくても、ある範囲を超えない状態にしておけば問題は起こらないのです。抗がん剤治療をしたり食生活を改善することにより、体の免疫力をよい状態にすれば、それが可能になります。

生命が脅かされなくても、がんによって痛みが生じることがあります。しかし、副作用の少ない痛み止めの薬がありますので、あまり不安を抱く必要はありません。

がんが自然に消えることがある

がんには、何もしなくてもがん細胞が消える自然退縮が起こることがあります。これは、20世紀初頭に米国の学者が報告しました。日本の学会でも同じような報告がありました。それが起こる頻度は、５００人に１人など、さまざまな数字がありますが、今のところ定かではありません。

私は医師として10年近くがんにかかわっていますが、これまで2例、そのようなケースに携わったことがあります。どちらの患者さんも、目で確認できるほどの大きさのがんでしたが、すぐに治療を受けることを希望されなかったので、半年後に治療を始めることにしました。そして、半年後に検査したところ、がんが消えていたのです。このようにがんが消える原因は、体内の免疫反応やホルモンが影響していると考えられていますが、はっきりとしたことはわかっていません。がんについて、医師はすべてをわかっているように話していますが、がんの自然退縮のように、いまだに解明されていないこともあるのです。

がんに対して悲観的なイメージを強くもちすぎると、がんで死ぬと思い込み、生きる気力をなくしたり、自宅に引きこもったり、不安にかられた生活を送ったりしてしまいます。そのような状態から少しでも抜け出すために、がんにはいろいろな面があることを知っておいてください。

3　遺伝子異常があってもがんを発症させないためには

がんになると次のようにいう方がいます。

「うちはがんの家系だから、自分もがんになってしまった」

さらに、こんな不安をもらします。

「自分のがんは子どもに遺伝するのではないか」

そこで、ここでは「がんの遺伝」について考えてみます。しかし、遺伝の話を細かくするととても難しくなるので、専門的で難解な部分を省いて簡単に説明します。

がんの遺伝的要因は、親子で顔や姿が似るように、親から子へと受け継がれる傾向にあります。たとえば、母親や姉妹が乳がんになった人は、そうでない人と比べて2～4倍も乳がんになるリスクが高いといわれています。また、大腸がんになった人の4人に1人は、家族に大腸がんになった人がいるといわれています。

そのような話を聞くと、とても不安になることでしょう。しかし、ここで知ってほしいのは、遺伝子異常だけが原因でがんになるわけではないということです。すなわち、**大半のがんは、遺伝子異常に生活習慣などの外的要因が加わって発症**します。こういっただけではわかりにくいので、遺伝子と病気の関係を、肥満を例にとって説明しましょう。

米国の調査グループが、ピマインディアンという肥満になりやすい遺伝子（β3遺伝子）をもつ少数民族を調査して判明した事実です。

＊

ピマインディアンには、米国のアリゾナ州に住むグループとメキシコのシェラマドレ山脈に住むグループがいます。類似した遺伝子をもっているのですが、メキシコのピマインディアンには肥満が少なく、米国のピマインディアンには肥満が多い傾向があります。

その理由は、食習慣にありました。米国のピマインディアンは、1970年代から食生活が大きく変わり、高脂肪食をとるようになりました。その結果、90％の人が、高度の肥満になってしまいました。一方、メキシコのピマインディアンは、従来通りの農業中心の生活をして、穀物を食べていたため、肥満になることはほとんどありませんでした。

＊

この調査から、類似した遺伝子をもっていても、生活習慣などの外的要因によって、肥満になったりならなかったりするということがわかります。

適切な生活習慣はがんの発症を未然に防ぐ

がんになりやすいといわれている遺伝子異常は、かなりの数が特定されていますが、これらの遺伝子をもっていたとしても、**がんになりにくい生活習慣によって、がんの発症を防ぐことができます**。また、がんになった後でも、正しい食事療法やサプリメントを摂取することでがんが小さくなったり、消えたりするケースもあります。実際、私はそうしたケースをたくさんみています（２１４ページ参照）。

食事などの生活習慣とがんの発症は、とても深く関係しています。がんの食事療法については、コラム１を参考にしてください。

コラム1　がんの食事療法

食事とがんの発症に密接な関係があることは誰もが認めるところです。では、食事内容を改善すればがんの進行を抑えることができるのでしょうか。医学的にはそのようなことを示す論文は少ないのですが、脂質のとりすぎをやめると、乳がんの方の生存期間が長くなるというデータなどは出てきています。

また私は、食事療法でがんがよくなった方をたくさんみてきました。最近の事例を一つご紹介します。

最も進んだステージの大腸がんになってしまった80歳代の方です。当初は本人の意向で抗がん剤治療を続けていましたが、だんだん効かなくなってきました。ほかに三つの抗がん剤を使用できる状況でしたが、副作用が強く出る可能性があることや高齢であることを考慮し、食事療法だけでやっていくことになりました。高齢の方なので、できるところからやりましょうと、1か月に1回、カウンセリングを受けていただきながら進めました。

しかし、がんはどんどん大きくなり、腫瘍マーカーも増えていきました。そのような状況のなかで、少しずつライフスタイルを改善しやるべきことをやっていくことが大切ですよ、と患者さんにいいながら、続けたのです。その結果を、CEAとCA19-9という腫瘍マーカーの変化で示します。5か月前というのが、ちょうど食事療法をスタートした時期です。

表1-2のように数値が跳ね上がっていきました。食事療法はすぐ効いてくるわけではない

ので、根気よくやってもらう必要があります。サプリメントや漢方薬を併用することも提案しましたが、経済的な事情でそれは希望されず、引き続き、食事療法を中心に続けていきました。すると、2か月前あたりから、腫瘍マーカーに変化が出てきたのです（表1−3）。

表1-2

	5か月前	4か月前	3か月前
CEA	116	152	163
CA19−9	52	55	73

表1-3

	2か月前	1か月前	今月
CEA	179	101	61
CA19−9	55	27	16

食事療法でやるべきことはいくつかありますが、特に大切なのは、次のようなことです。

・動物性たんぱく質を控える
・添加物、糖質、悪い脂質、遺伝子組み換え食品、乳製品、タバコを極力避ける
・食物繊維、ビタミン、ミネラルを摂取する
・食事を通して、体内のデトックス（排毒）を促す

食事療法についての細かいことはここでは書きませんが、普段から食事内容に注意することが免疫力のアップにつながり、さらにはがんの克服につながるのです。できることからやっていきましょう。

注意すべき遺伝子異常

遺伝子異常の大半は、適切な生活習慣や環境によって、がんを発症せずにすみます。ただし、例外もあります。少し専門的になりますが、MLH1遺伝子、MSH2遺伝子、MSH6遺伝子、PMS2遺伝子に異常がある場合は、リンチ症候群という遺伝性の大腸がんにかかる確率が非常に高いといわれています。

また、BRCA1遺伝子、BRCA2遺伝子に異常がある場合は、非常に高い確率で乳がんになるといわれています。

これらの遺伝子異常をもつ場合は、生活習慣や環境に気をつけるだけではがんの発症を抑えることができない可能性があります。次の項目にあてはまる人は、BRCA遺伝子に異常がある可能性が高いといわれています。

・若い年齢で乳がんを発症する
・両方の乳房に転移ではなく、独立してがんが発症する
・2世代以上にわたって乳がんの発症者がいる
・家族に卵巣がんの発症者がいる

・乳がんと卵巣がんの両方を発症する
・男性の血縁者に乳がんの発症者がいる

こうした場合は、乳がんの遺伝子に関するカウンセリングを受けてください。また、次の項目にあてはまる人も、リンチ症候群を念頭に置いて、遺伝子に関するカウンセリングを受けてください。

・家系内の3人以上にリンチ症候群に関連した腫瘍が認められる
・そのうちの1人は、ほかの2人に対して第一度近親者（親、子、兄弟、姉妹）である
・少なくとも2世代にわたって発病している
・少なくとも1人は50歳以下で発病している

遺伝子検査でがんの予防対策ができる

最近は、とても簡易にがんに関連する遺伝子を検査できるようになりました。検査する遺伝子は、大腸がんを発症するMLH1遺伝子や乳がんを発症するBRCA遺伝子のような、がんを発症する決定的なものだけではなく、生活習慣や環境を工夫すれば、がんの発症の予防につなげられるものもあります。

たとえば、ALDH2というアルコール代謝に関連した遺伝子に異常がある場合は、アルコールが原因で食道がんになる確率が高いので、アルコールを飲まないようにすれば、発症する確率を下げることができます。

これからは、がんができていないかを心配しながら健康診断を受ける時代ではありません。遺伝子検査で自分がなりやすいがんを調べておき、適切な生活習慣や環境を整えて、がんの予防対策をする時代なのです。

第2章

抗がん剤治療による副作用を乗り越える

1　抗がん剤治療を受ける目的

最初に、抗がん剤治療を受ける目的について整理します。抗がん剤治療を受ける目的は、「完治を目指す抗がん剤治療」「術前化学療法」「術後補助化学療法」「延命のための抗がん剤治療」の四つに大きく分けられます。それぞれについて、詳しく説明していきます。

完治を目指す抗がん剤治療

主に白血病、悪性リンパ腫といった血液のがんが対象になります。これらの病気は、抗がん剤だけで完治を目指すことができます。がんで体調が悪くても、抗がん剤治療により劇的に症状が改善することがあります。

術前化学療法

がんが非常に大きいために手術でとりきることが難しい場合や、手術前に抗がん剤治療をしておいたほうがよい効果が期待できる場合に行われます。乳がん、卵巣がん、食道がんなど、さまざまながんが対象になります。

ただし、手術の後に抗がん剤治療をしたほうがよいケースもあるため、状況に応じて、手術前に抗がん剤治療をするかどうかを判断することになります。

術後の再発を予防するための抗がん剤治療（術後補助化学療法）

目に見えるがんは、手術で完全にとりきれますが、目に見えない小さながん細胞が体内に残っている可能性があります。体内に残った小さながん細胞は、再発の原因となります。再発をできる限り防ぐために、手術をした後に抗がん剤を投与する治療を「術後補助化学療法」といいます。手術を受けたすべての人が、抗がん剤治療をするわけではなく、あくまで再発する可能性が高い場合に行います。

たとえば、大腸がんでは、手術をした結果、リンパ節転移があった場合に、６か月の術後補助化学療法を行うことが推奨されています（リンパ節転移がなくても、例外的に術後補助化学療法をすることもあります）。

ただし、術後補助化学療法を受けても、すべての人が再発しなくなるというわけではありません。また、術後補助化学療法を受けなくても、再発しない人はいます。大腸がんでは、術後補助化学療法によりがんの再発が防げる人の割合は7％です。これを詳しく示すと、次のようになります。

・70％の人　抗がん剤治療を受けなくても再発しない
・23％の人　抗がん剤治療を受けても再発する。ただし、そのうちの一部の人は、抗がん剤治療のおかげで、再発の時期が遅れる
・7％の人　抗がん剤治療を受けた結果、がんの再発を防ぐことができる

再発率という点で考えれば、本来ならば30％の人が再発するところを、23％に減らすことができるといえます。しかし、抗がん剤治療を受けたすべての人のうち、23％のなかの一部の人と7％の人しか抗がん剤のメリットを享受できていません。残りの人は、経済的な損失、後遺症の残る副作用の危険にさらされます。

本来ならば、抗がん剤を受ける前から、抗がん剤のメリットを享受できる人がわかればよいのですが、大腸がんについては残念ながら、現在の医療技術ではわかりません。そのため、再発の危険性が高いすべての人に、抗がん剤治療が推奨されているのです。

このことは大腸がんに限らず、その他のがんの術後補助化学療法にもあてはまります。

術後補助化学療法に関しては、こうした事実があることも知っておく必要があります。なお、**再発を予防するには、生活習慣が大きくかかわっており、食生活の改善、運動、ストレスの軽減などのとりくみが大切**になります。

最近では、不要な抗がん剤治療を避けるための検査法も開発されています。たとえば、乳がんの手術後に、再発するかどうかを予測するオンコタイプDXという検査があります。この検査では、21種類の遺伝子を調べて、10年以内に再発する確率を調べます（2015年現在、この検査には保険がききません）。再発する確率が高い人は、抗がん剤治療を受けることにより、再発する確率を下げられます。逆に、再発する確率が低い人は、再発予防のための抗がん剤治療を受けても、メリットがほとんどないことがわかっています。

このような検査が広く普及すれば、本来ならば抗がん剤治療を受けなくてもよい人が、抗がん剤治療を受けてしまうことを防げるようになるでしょう。

延命のための抗がん剤治療

●少しでも長く生きるための治療

胃、肺、大腸、肝臓、乳房、子宮などの臓器にかたまりとなって発生するがん（固形がん）で、手術で切除できない範囲まで広がっている場合や、手術で切除した後に再発してしまった場合が対象となります。ただし、精巣がんや絨毛がんは、抗がん剤だけで根治できるので、固形がんのなかでも特殊な部類に入ります。

血液のがんの場合とは異なり、固形がんの多くは抗がん剤だけですべてのがんを消すことはできません。ですから、抗がん剤だけで完治を目指すことは困難です。

なぜなら、がんは同じ性質をもつがん細胞からできているわけではなく、微妙に性質の異なるがん細胞が集まってできているからです。そのような状況で抗がん剤を投与すると、その抗がん剤に弱いがん細胞は消え、がんは小さくなります。しかし、その抗がん剤に耐性のあるがん細胞や、抗がん剤を投与する過程で新たにできた耐性のあるがん細胞は大きくなります。その結果、はじめはがんが小さくなっても、いずれ大きくなってしまうのです。

そのような状態になると、抗がん剤の種類を変更して投与します。それによって、再びがんが小さくなります。しかし、2番目の抗がん剤もいずれ効かなくなるので、3番目、4番目……と、異なる種類の抗がん剤を投与していきます。これが、少しでも長く生きるための抗がん剤治療、すなわち「延命のための抗がん剤治療」です。

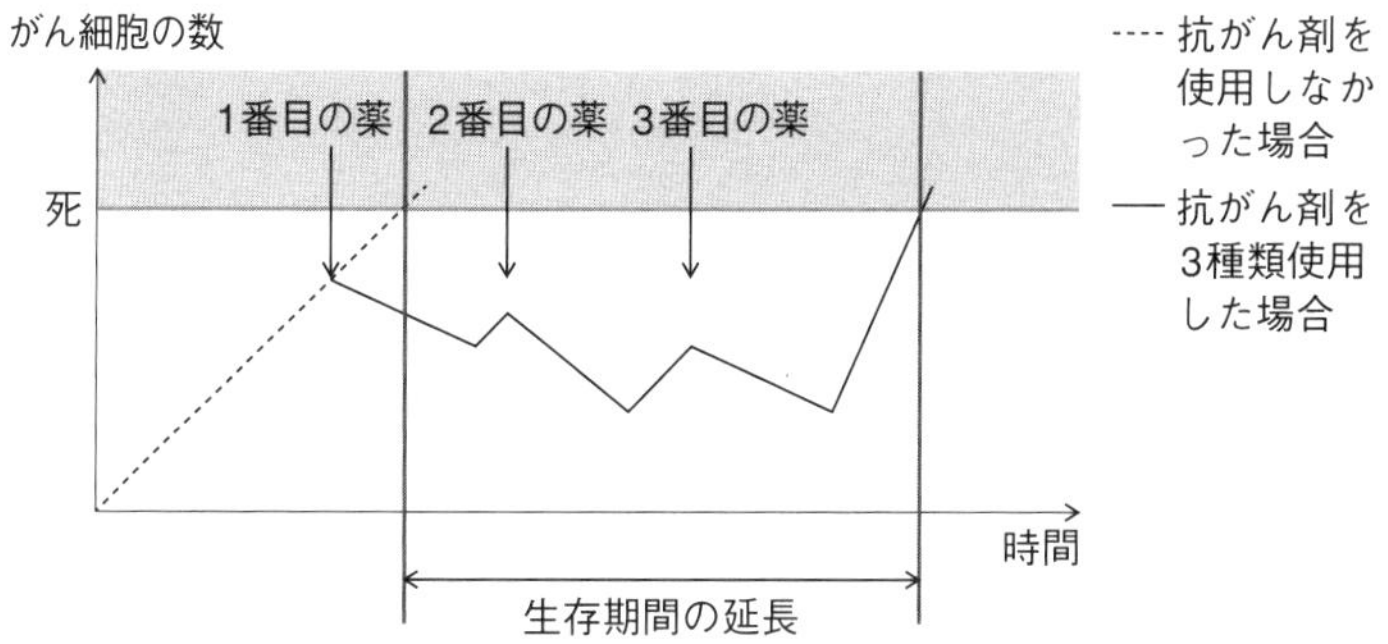

図2-1　抗がん剤による生存期間の延長

図2－1は、使用できる抗がん剤の種類が多いほど長生きができることをわかりやすく表したものです。

●がん細胞の増殖を防ぐ治療

延命のための抗がん剤治療には、大切なことが三つあります。

一つ目は、延命のための抗がん剤治療は、がんを小さくすることが目的ではないということです。**最も大切なのは、いかに長期間にわたって、がん細胞の増殖を防ぐかということなのです。**

ある抗がん剤を使ってがんが小さくならなかったとしても、大きくならなければよいのです。つまり、本来ならがんになっていた部分を、抗がん剤で抑えることができればよいという考え方です。がんが大きくならなければ、その抗がん剤は効果があると考え、その

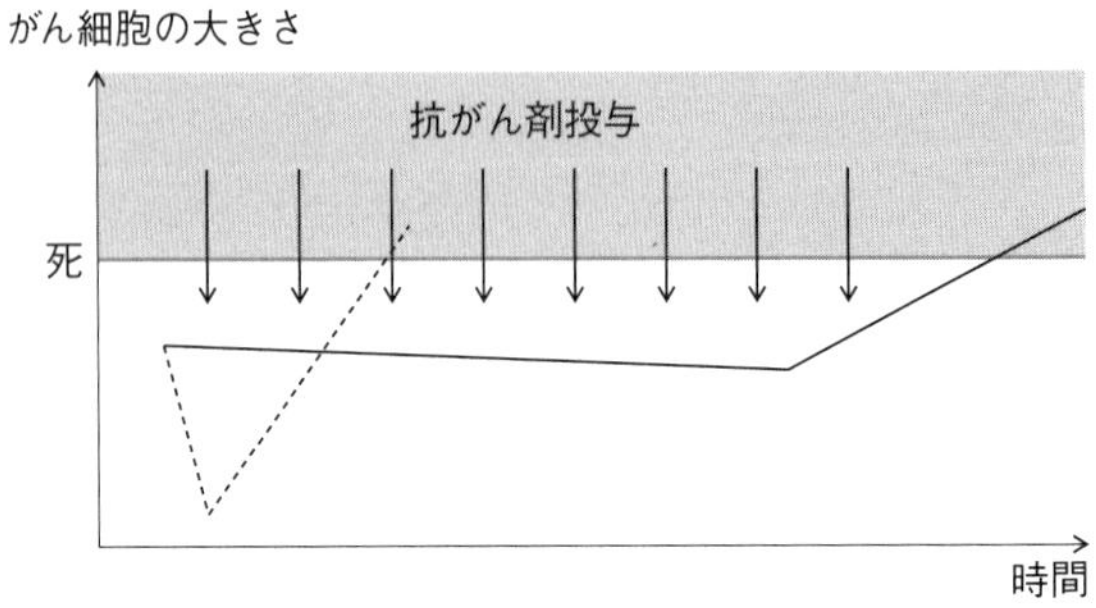

図2-2　がんの大きさと生存期間

期間をいかに長く維持するかに重点を置きます。

多くの方は、主治医から「がんが小さくなった」という結果を聞くと喜びます。たしかに抗がん剤が効いているので、それは喜ばしいことなのですが、がんがどの程度小さくなるかということは、長く生きられることとはあまり関係がありません。むしろ、いかに長い期間、がん細胞の増殖を防ぐことができるかのほうが大切なのです。がんの大きさが変わらなくても、それが長い期間維持できるほうがよいのです。

図2－2はがんの大きさと生存期間の関係図です。抗がん剤投与によってがんが小さくなっても、その後急速に大きくなることがあります（破線）。一方、がんは小さくならなくても、増殖を抑えることで、長く生きることもできます（実線）。

●副作用に耐える体力を温存する

二つ目は、ある抗がん剤が効かなくなっても、別の抗がん剤を受けられるように、抗がん剤に耐えられる体力を温存することです。延命のための抗がん剤治療では、いかに長く抗がん剤治療を続けられるかが大切な要素になります。

副作用が生じることによって体力が著しく低下すると、本来ならば受けられたであろう別の抗がん剤治療を受けることができずに、治療を断念することがあります。

単にがんが小さくなるという目先のことにこだわらず、**長期間にわたって抗がん剤治療を受けられるようにするには、日常生活が送れなくなるほど、体力を消耗させてはならないのです。**

常に体力を温存することを心がけてください。「抗がん剤が効いているから、多少の副作用は我慢しよう」というような体力の消耗につながることは、長い目でみると、抗がん剤のメリットを享受できません。

このことは、抗がん剤の副作用を我慢している患者さんがとても多いからこそ、知っておいてほしいのです。

●抗がん剤治療をやめるときの出口戦略を立てておく

三つ目は、抗がん剤治療をやめるときの出口戦略をしっかりと立てておくことです。すなわち、**いつまで抗がん剤治療を続けるかを決めておく**ということです。実際には、それを曖昧にしたまま治療を受けている方がたくさんいます。それが、不幸な結果をもたらすこともあるのです。

このことを理解するためには、抗がん剤が効くメカニズムについて理解する必要があります。抗がん剤はがん細胞を攻撃しますが、がん細胞が増えないか、または減るかすれば、抗がん剤が機能していることになります。

もし、抗がん剤が効いていないにもかかわらず、治療を受け続けるとどうなるでしょうか。がん細胞は減らないうえに、体の免疫力は削ぎ落とされていきます。これでは、抗がん剤が、がんが増えやすい環境をつくっていることになります。

では、抗がん剤が効いていたとして、体が副作用に耐えられない場合はどうでしょうか。正常な細胞は、がん細胞よりもダメージを受けているため、結局はがん細胞が増殖することにつながってしまいます。

これらの状態で抗がん剤治療を続けると、抗がん剤が「がんを増やす薬」になってしまい、その結果、長く生きることができなくなってしまうのです。すなわち、抗がん剤が効いていないにもかかわらず治療を受け続けている場合や、日常生活が送れなくなるほど体力がなくなってきたにもかかわらず抗がん剤治療を受け、さらに体力が奪われている場合は要注意なのです。

残念なことに、本来ならば治療を受けないほうがよい状態にもかかわらず、治療を受け続ける人がたくさんいるのも事実です。なぜそうなるのか、その理由を説明します。

医師が次のように考えているとします。

「これまで抗がん剤を投与して、腫瘍は小さくなってきた。しかし、副作用が強く出るようになったので体の負担も大きい。だから、抗がん剤治療はやめて、緩和医療に専念したほうがよい」

「抗がん剤を使用しても、効果が出なくなった。今の抗がん剤以外に、有効性が確認されているものはないので、抗がん剤治療はやめて、緩和医療に専念したほうがよい」

どちらの場合も、医師は抗がん剤をやめるという決断にいたっています。この決断は、医師にとっても患者さんにとっても、大きな分岐点になります。特に、患者さんにとっては、とてもショックな事実であり、死を宣告されたように感じる方もいるでしょう。

だからこそ、医師がこの話をきり出すのに時間がかかり、抗がん剤治療をやめるタイミングが遅れることがあるのです。

患者さんのなかには、「緩和医療をするくらいなら、体力を奪われても、抗がん剤を続けたい」という方もいます。その結果、同じ抗がん剤を受け続けたり、標準治療では推奨されていない抗がん剤治療を無理に受けてしまうこともあるのです。

本人が体力的につらくなって、「これだけ苦しいなら、もうやめる」と音を上げるまで、抗がん剤治療を続けるケースもあるくらいです。

「生き延びるために、抗がん剤治療を続けてがんばりたい」という患者さんの気持ちはよくわかります。しかし、抗がん剤が「がんを増やす薬」になっている状態で治療を続けても、よい結果は得られません。いつかは迎えるべき現実を、苦しみながら先送りしているだけです。

すべての薬にはよい面もあれば、悪い面もあり、いわば諸刃の剣なのです。したがって、**少しでも長く生きるための延命が目的である抗がん剤治療の場合は、「抗がん剤をいつかはやめる日が来ること」、そして「どのような状況になったらやめるのか」ということを、治療を始める前から決めておくべき**なのです。

抗がん剤治療の出口に立っているのに、その出口を見ようとしない治療はとても危険です。抗がん剤治療の出口が近づいたときに備え、心の準備をしておくことが必要です。

コラム2　抗がん剤治療をやめるタイミング

抗がん剤治療を受けている人の半数が、抗がん剤治療をやめるべき時期にやめることができずに、治療を受け続けているという報告があります。

抗がん剤治療をやめるタイミングが遅れると、本来ならば苦しまなくてよい副作用に苦しみ、大切な時間を失ってしまいます。そうなる背景の一つに患者さんの知識不足があります。

米国の臨床腫瘍学会では、抗がん剤治療を受ける目安について次のように示しています。

・日常生活のことがひとりできちんとできないような状況ならば、抗がん剤治療を受けるべきではない

・いろいろな抗がん剤治療（平均3種類）を受け、さらにがんが進んだ場合、それ以上の抗がん剤治療を受けても、多くは生存期間の延長にはならない。副作用に悩み、生存期間が治療により短くなる危険が高まる

要するに、抗がん剤治療には限界があり、体調が悪い状態で治療を受けることは、大きな代償を伴う可能性が高いということです。

大きな分岐点に立ったときは、主治医に次のように質問してください。質問しないと、何も教えてもらえず、抗がん剤治療が続行されることがあります。

「この治療を受けた場合と、受けない場合とで、予後にどの程度差がありますか?」

主治医は、正確にはわからなくても、平均的

なことを教えてくれるはずです。私は、そのような質問には、次のようにお答えしています。

「大きな効果が出る可能性は低いでしょう。逆に、副作用でつらい思いをする可能性が高いです」

「副作用は少なくて、それなりに効果が出る可能性が高いです」

もし、主治医からしっくりくる返事が得られない場合は、こんな質問もしてみましょう。

「先生の大切な人が、私のような状況になったら、さらに抗がん剤治療を続けますか？」

治療を続けてもあまり効果がないというような答えが返ってきた場合は、抗がん剤治療をやめる時期なのでしょう。

また、がんが進むスピードに影響を与える要因には免疫力があり、それは食事療法によって引き出されます（コラム1参照）。抗がん剤治療に依存し、つらい思いをしないためにも、生活習慣に注意を払いましょう。

2　副作用に関する基本的な知識

抗がん剤治療による副作用は千差万別

多くの方から、「抗がん剤治療は、副作用が不安」という声を聞きます。実は、同じ抗がん剤治療を受けたとしても、次のように人によって効果や副作用の出方が異なります。

・がんが小さくなって手術ができる段階になり、手術を受けて完治する人
・がんが小さくなって、がんによる症状もほとんどなくなり、抗がん剤による副作用もあまり出ずに生きる力をとり戻す人
・がんは小さくなっても、がんがあることによるストレスで、生きる力を失ってしまう人
・がんは小さくならず、副作用も強いので、抗がん剤治療をあきらめて緩和医療に専念する人
・抗がん剤治療により体力が失われても、抗がん剤治療に望みを託し、治験にも参加

し、つらい思いをしながら抗がん剤治療を続けている人

このように抗がん剤治療を受けた結果は、人によって千差万別なのです。ここでは、副作用を乗り越えるうえで知っておいてほしいことについて説明していきます。

どんな薬にも副作用はある

抗がん剤治療を始める前に、主治医からさまざまな副作用について説明されるはずです。ところが治療を進めていくうちに、医師から説明されなかった死に直結するような副作用が出てしまうこともあります。

実は、抗がん剤が薬である以上、その可能性をゼロにすることはできません。それは抗がん剤だけに限ったことではありません。風邪薬や抗生物質でも同じようなことが起こります。薬の副作用により、スティーブンス・ジョンソン症候群というアレルギー反応が起こって亡くなる人が、1年間に約60人いるといわれています。

命を失わなくても、副作用によって失明するといった障害が残ることもあります。胃薬で、薬剤性肝障害になり、生死の境をさまようこともあります。漢方薬で、間質性肺炎という命の危機にさらされる肺炎になり、亡くなることもあります。

このような副作用が起こる可能性は、薬の添付文書に書かれています。つまり、すべての薬にこうした危険があるということです。それでも、私たちは風邪薬や胃薬を飲みますし、漢方薬を使います。なぜなら、大半の人は大丈夫だからです。

抗がん剤に関しても同様です。ただし、普段何気なく飲む薬よりも、命にかかわる副作用が出る確率が高いのです。しかし、数多くの使用実績から、安全に使うための方法は確立しています。薬というものは、よい面だけでなく、悪い面もあるということをまずは認識してほしいのです。

想定外の副作用が出ることも

死に至ることはなくても、日常生活に大きな支障となる副作用もあります。それによって長く苦しまれている人がいるのも事実です。たとえば、次のようなケースです。

・一時的に脱毛があるとは聞いていたが、治療後に髪の毛が生えてこない
・しびれがずっと残るとは思ってもいなかった
・生理がなくなったので、妊娠できなくなった
・透析を受けるようになった

このように、命にかかわらない想定外の副作用が出ることもあります。また、これまでに報告されていなかった副作用が出ることもあります。

最近では、製薬会社がつくった抗がん剤のパンフレットを、患者さんに渡す施設も多くなりました。これにより、患者さんは起こる可能性がある副作用の情報を手に入れることができます。しかし、このパンフレットには、主な副作用について記載されているだけで、すべての副作用について書いてあるわけではありません。また、すべてのことを網羅した副作用の一覧を読んだとしても、確率の低いものはあまり気にかけないはずです。

たとえば、「０・０１％の確率で透析を受けることになる副作用が現れる可能性がある」と書かれていても、その治療をやめる方は少ないでしょう。

薬を服用するということは、「想定外のことが起こることがある」ということを理解しておいてほしいのです。それは、すべての薬にあてはまり、その頻度が特に高いのが抗がん剤なのです。

重大な副作用を回避する方法

薬の副作用について説明しているので、いい気持ちはされないでしょう。しかし、そのことを説明するのには理由があります。

確かに、薬には重大な副作用があるのは事実です。しかし、無理して抗がん剤治療を受けなければ、重大な副作用を回避できるのです。たとえば、透析の場合では、1回の抗がん剤治療で透析を受けなければならないほどの副作用が出ることはほとんどありません。抗がん剤治療を休んだほうがよい状況のときに何度も治療を受け続けているうちに、そのような副作用が出るのです。

したがって、**抗がん剤治療は無理して受け続けると、重大な副作用が出ることがあるので、無理をしない範囲で治療を受けることが大切**です。

この点について、もう少し詳しく説明します。患者さんが副作用でぐったりしているため、主治医が「薬はいったんやめたほうがよい」と判断した場合でも、患者さんが「このくらいなら大丈夫です」と主張することがあります。

状況によっては、患者さんの意見を尊重して抗がん剤治療を続けることもあります。しかし、それが想定外の副作用につながることもあります。

「病気に負けたくないからがんばる」という気持ちはわかるのですが、無理のない範囲で治療を受けてほしいのです。**体調が悪いときは、無理をせずに、きっぱり薬を休みましょ**

う。そうすれば、副作用に悩まされ後悔をするようなことは避けられます。ですから、副作用が出たとしても、日常生活が送れる程度の治療をするようにしてください。

抗がん剤治療を休んでも、治療効果に変化はない

薬を休むことにより病気が進んでしまったり、寿命が短くなるのではないかと不安になる方がいるかもしれませんが、そんなことはありません。大腸がんの調査を例にとってみましょう。

＊

手術ができない人を対象にして、XELOX《ゼロックス》（オキサリプラチン、カペシタビンの２剤を併用するがん化学療法）または、FOLFOX《フォルフォックス》（フルオロウラシル、フォリン酸、オキサリプラチンの３剤を併用するがん化学療法）を行い、途中で抗がん剤の量を減らしたり、一時的に治療を中断したグループと、決められた量を変えずに治療したグループに分けて、生存期間を解析しました。その結果、どちらのグループも、生存期間に大きな差は認められませんでした。

また、大腸がん手術後の再発予防のための抗がん剤治療においても、同様の方法で二つのグループに分けて、生存期間を比較したデータがありますが、その結果も大きな差は認められませんでした。

これらの例から考えると、抗がん剤の量を減らしたり、治療を一時的に中断しても、得られる効果が変わらないことがわかります。ですから、**無理をしないで抗がん剤治療を続けることが大切であるということを強調しておきたい**のです。

＊

抗がん剤治療を行わないという選択肢

抗がん剤の副作用を検討した結果、「抗がん剤治療を行わない」という選択をする場合もあります。

たとえば、患者さんがピアニストだとすると、副作用で手のしびれが起こると、職業生命を脅かすことがあります。この場合、使える抗がん剤がしびれが出る可能性の高いものしかないときは、抗がん剤治療を受けない、という選択をすることがあります。

医師は、抗がん剤治療を無理強いすることはありません。患者さんの意見と医師の意見をすりあわせ、患者さんの幸せを優先して治療を行います。

抗がん剤治療の副作用で悩む原因の一つに、主治医との意見のすりあわせが不十分なことがあります。治療を受ける前には、次のことを確認しておきましょう。

●納得したうえで治療を開始すること

本当は納得していないけれども、家族に強く勧められてしかたなく治療を受けたり、医師に勧められるがままに治療を受けるという事態は避けたいものです。抗がん剤治療の不安を完全にぬぐうことはできなくても、ある程度納得して治療を受けることが大切です。そのためには、治療によって得られるメリットとデメリットについて考えていただきたいのです。

●副作用についてわからないことは具体的に聞くこと

副作用による脱毛の後に、髪の毛が生えるかどうか不安だったとします。そのとき、「脱毛した後に髪の毛は生えますか？」という聞き方をすると、「生えますよ」という一般的な答えが返ってきます。

しかし、もう一歩踏み込んで、次のように具体的に聞くようにしましょう。

「先生は生えてこなかった人を知っていますか?」
「生えたとしても、以前ほどの量が生えないこともありますか?」

このような具体的な聞き方をすると、医師が過去に経験した事例を聞けることがあります。ですから、自分が不安に思っていることは、具体的に質問することが大切です。

●治療の目的をはっきりと聞くこと

抗がん剤治療を受ける際には、事前に治療の目的を聞いておくことが大切です。次の三つのどれであるかを、主治医に確認してください。

・完全に治すため
・再発を予防するため
・完全に治すのではなく、がんの進行を抑えるため

また、治療の目的を確認するだけでなく、わからないことを質問したり、治療方針に対する自分の意見も伝えておきましょう。たとえば、「私は、この治療を受けることにより、再発を完全に抑えることができると思っています。また、副作用もほとんどないと思っています。このように考えていますが、先生はどのようにお考えですか?」というように主

表2-1　一般的な副作用

自分でわかる副作用	食欲不振　吐き気・嘔吐　口内炎　下痢　発熱 疲労感　呼吸困難　発疹　脱毛　しびれ　むくみ 筋肉痛・関節痛　味覚障害　頭痛　皮膚障害
検査でわかる副作用	骨髄抑制　肝臓の機能障害　腎臓の機能障害

表2-2　注意を要する症状

感染から生じる症状	発熱
呼吸器から生じる症状	せきが出るようになる　息苦しい　息切れ
循環器から生じる症状	胸が痛む　動悸　胸がしめつけられる感じがする
腎臓から生じる症状	尿量が減る　手足や顔のむくみが強くなる
消化器から生じる症状	血便
ショック症状	のどがつまる　目の前が暗くなる 心臓がドキドキする　全身が赤くなる

治医に伝えることで、お互いの意見をすりあわせることができ、納得したうえで治療にのぞむことができます。

一般的な副作用

最後に、一般的な副作用について説明します。副作用は、「自分でわかる副作用」と「検査でわかる副作用」に分けられます（表２－１）。自分でわかる副作用は、本人にしかわからないので、主治医には自分から伝えてください。表２－１は一般的な副作用を例示したものです。薬によって出やすい副作用は決まっているので、事前に確認しておいてください。

表２－２のような症状が出たときは、緊

急を要することがあるので、主治医に早めに連絡してください。

それでは、比較的よく出る副作用について、詳しく解説していきます。

●骨髄抑制

血液の製造工場である骨髄のはたらきが低下し、赤血球、白血球、血小板の生産量が低下します。特に、白血球の生産量の低下には気をつけなければなりません。白血球の数が少なくなると、細菌感染の可能性が高くなり、肺炎などにかかりやすくなります。

抗がん剤治療を始めて、2週間目くらいから白血球の数が少なくなります。この時期は、人混みを避け、マスクをするようにしてください。白血球の数は一時的に減っても、その後自然に増えていきます。また、適度の運動をしたほうが、白血球の数は増えやすくなります。しかし、生命に危険が及ぶほど数が減ったときは、白血球の数を増やす注射をします。どの程度白血球が減るかは、抗がん剤の量や種類、その人の体質によります。38℃以上の発熱があったり、寒気がする場合は、細菌に感染した可能性があるので、早めに主治医に相談しましょう。

貧血に関しては、血液検査のヘモグロビン濃度（Hb）という項目を意識的に確認するようにしてください。ヘモグロビン濃度が基準値より低い場合は貧血になっていると考えられます。貧血が強い場合、倦怠感（だるさ）が生じることもあります。もともと貧血の人は、原因をはっきりさせ、原因となる病気を治療しつつ、抗がん剤治療を受けてください。詳細に関しては、主治医に相談してください。

●食欲不振、吐き気・嘔吐

抗がん剤治療を受けてから数日間は、これらの症状が出やすくなります。最近では、よい吐き気止めの薬ができたため、以前に比べて吐き気や嘔吐で苦しむ人は減りました。工夫をすれば、吐き気や嘔吐は抑えることができます。これらの症状が出たら、我慢しないで主治医に相談してください。

自宅などで吐き気が生じたときは、次のようなことをすると、症状が和らぐことがあります。なお、副作用によって食べられないときの対処法に関しては、第2章9で解説します。

・口のなかをさっぱりさせるために、冷水やレモン水でうがいをする
・窓を開けて換気をし、新鮮な空気を吸う

・胃に枕をあてて腹ばいになったり、横向きに寝て体を曲げる
・背中をさすってもらう
・音楽を聞くなどの気分転換をする
・体を締めつけない衣類を着る
・においの強い料理を避ける
・タバコの煙を避ける
・脂っぽい食事を避け、食べる量を減らす
・吐き気を抑える効果がある「内関」というツボを押す（図2－3）

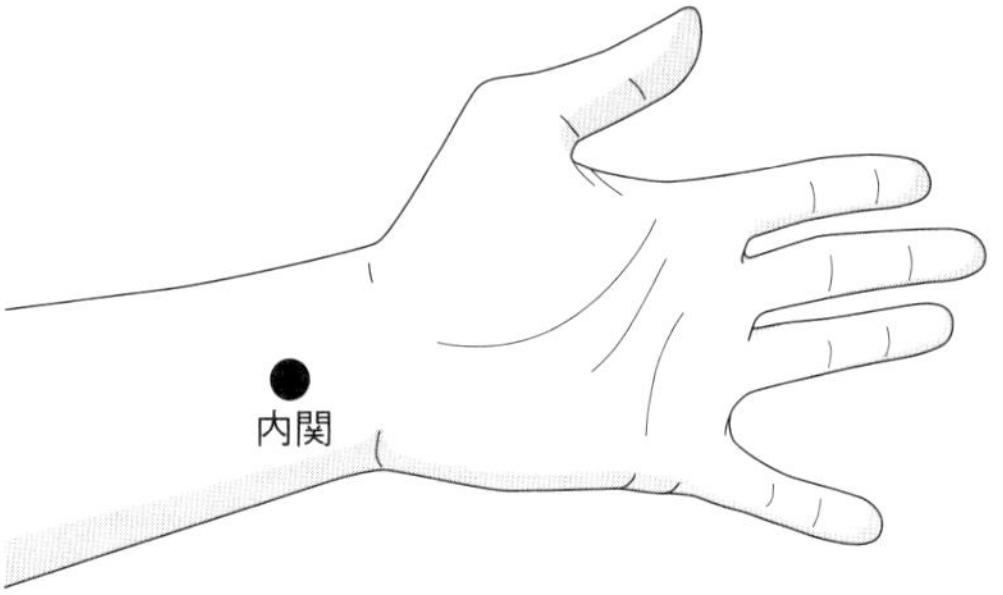

図2-3　内関の位置

手首の付け根（しわのあるところ）の中央から指2本分のところ。指1.5～3本分くらい個人差があるため、何か所か押して一番効くところを探してください。

●脱毛

一般に、医師の多くは、抗がん剤治療によって起こる脱毛を次のように考えており、重視しない傾向があります。

「治療のためだからしかたない」

「医療用のかつら（ウイッグ）をつければいい」

そのように考える理由は、脱毛が命にかかわる副作用でなく、抗がん剤治療をやめればまた生えてくることが多いからです。

しかし、若い人や女性にとって脱毛はとても大事な問題です。実際、脱毛後に以前のようには髪の毛が生えないこともあります。脱毛したことで、抗がん剤治療を受けなければよかったと後悔する人もいます。

だからこそ、抗がん剤治療を受ける前に、脱毛のことについて知っておいてほしいのです。脱毛に関する資料を揃えている病院は少ないかもしれませんが、医療用のかつら（ウイッグ）を販売している会社のホームページを見たり、直接問い合わせれば、ウイッグの種類や頭皮のケアのしかたなどについての情報を入手できます。

また、脱毛による髪の悩みを解決するために活動している団体もあります。その一つに、ウイッグを使って、脱毛した髪を元の状態に復元する「再現美容」を行っている団体があります。ＮＰＯ法人日本ヘアエピテーゼ協会（https://www.hair-epithese.com）が運営する美容室ではサービスを受けられます。

髪の毛だけでなく、眉毛も抜けてしまうことがありますが、眉毛はメイクでカバーすることができます。

髪の毛や眉毛が抜けてしまうのはショックなことです。しかし、事前に準備をしておけば、そのショックも少なくてすみますので、ぜひとりくんでみてください。

●皮膚障害

日焼けにより、皮膚や爪などが褐色や黒色になることがあるので、強い日差しにあたることを避けましょう。また、外出時は、帽子や衣類で直射日光をさえぎりましょう。色素沈着が起こらないまでも、肌があれやすくなります。

最も大切なことは、皮膚の乾燥を防ぐ工夫をすることです。病院からは、乾燥を予防するローション（ヒルドイドローションなど）を処方してもらえますので、それを使うとよいでしょう。それ以外にも、セルフケアの方法がいくつかあります。病院では、皮膚のケアまでは十分に説明できない場合が多いので、インターネットなどで調べてみましょう。

副作用があっても試す価値がある

抗がん剤の副作用についてばかり説明していると、抗がん剤に悪い印象をもってしまうでしょうが、抗がん剤治療でがんがよくなったり、自分らしい生活を送れるようになった人が数多くいることを再度強調しておきます。

実際に、胃がんが進行して食事もとれなくなったYさんの例を示します。Yさんは、がんが広い範囲に広がって、手術ができない状態でした。治療を受けるとしたら、抗がん剤治療しかありません。Yさんは、抗がん剤治療を希望されませんでしたが、

「まずは、１回だけやってみます。それでつらかったら、やめますからね」

といって、抗がん剤を飲んでみることになりました。１か月後どうなったかというと、この薬はとても体にあっていたようで、腹水も消えて、たくさん食べられるようになったのです。薬を飲み始めてから、１年半近くになりますが、今もこの薬を飲みながら、元気に過ごされています。

薬というのは、残念ながらすべての人にあうわけではありません。しかし、体にあえば、その人に生きる力を与えることができるのも事実なのです。

3　副作用の症状が医師に的確に伝わる方法

副作用を医師に伝えられない理由

抗がん剤治療の副作用を抑える方法や薬が開発されたため、以前よりも、副作用に苦しむ人は減ってきています。現在は副作用を和らげながら、抗がん剤治療を受けることができる時代なのです。もちろん、なかにはどうしても副作用がとれずに、薬を変更するケースもありますが、その頻度はそれほど高くはありません。

しかし、実際には、抑えることができるはずの副作用に苦しんでいる人がいます。なぜそのような人がいるかというと、患者さんが次のように考えてしまうからです。

「多少の副作用はしかたない。だから我慢しよう」

「忙しそうな医師に話しにくい。このくらいなら我慢できるから、いわないでおこう」

「医師は、自分の副作用のことをわかってくれない」

このような理由で、副作用の苦しみを医師に伝えていないケースが多くあります。しかし、患者さんがそのように思ってしまうのも、やむをえないことかもしれません。

外来の場合を考えてみましょう。待ち時間が1〜2時間になることは珍しくありません。ようやく自分の番になって診察室に入ります。医師は多くの患者さんを待たせているため、やや急ぎ気味に診察することもあるでしょう。近年は、電子カルテ（コンピュータにカルテを記入するシステム）が多数の病院に導入されているため、患者さんと話している合間に、医師の視線はコンピュータの画面へ移動します。そのような状況だと、患者さんはなかなか落ち着いて話をすることができません。

「ほかの患者さんがいっぱい待っているのに、自分の話を長々としてしまったら悪いな」

「コンピュータの画面ばかり見ているから、話しにくいな」

患者さんは、そんな気持ちで診察を受けているのでしょう。こうしたことが背景となって、副作用の苦しみを医師に伝えることができなくなってしまうのです。

それでも医師には副作用があることを伝える

そのような状況であっても、副作用について医師にきちんと話すことが大切です。血液検査の結果から想定できる副作用については、患者さんから話を聞かなくても、医師は把握することができます。しかし、医師に話してくれないとわからない副作用もあるのです。医師は、患者さんが副作用のことを訴えなければ、副作用は何もないものと判断してしまいます。

副作用を伝えなかったために、大変な事態になりかけたこともあります。私が担当していたOさんは、抗がん剤を飲んでいたのですが、副作用により食欲がなくなり、ごはんが食べられなくなっていました。しかし、そのことを医師に伝えずに、何も食べずに抗がん剤だけを飲み続けていたのです。診察すると、脱水症状になっていました。脱水症状のときに抗がん剤治療を受けると血栓ができたり、腎機能が低下することがあり、とても危険です。抗がん剤治療を中止して点滴をしたところ、幸いにも腎臓の機能は改善し、事なきを得ました。

こうした事態を招かないために、**何気ない副作用についても、医師に伝えることがとても大切**です。主治医が忙しそうだと思っても、副作用についてはきちんと伝えるようにしましょう。

診察時に副作用についてきちんと伝えられないのはなぜ？

これまでは、副作用について患者さんが医師に伝えるという視点で説明してきましたが、次に患者さんが伝えた情報が医師に伝わるという視点で説明していきます。一見、「伝える」と「伝わる」は似ていますが、実は全く次元が異なるのです。

医師に正しく情報が伝わるように話すためには、いくらかの工夫が必要です。実は、医師である私が体調を崩してほかの病院に行ったときも、自分のいいたいことがきちんと伝わっていないことがあるくらいですから、患者さんにとっては、なおさら難しいと思います。その原因は、西洋医学の診療スタイルにあります。その点について、診察時の会話を例示しながら、説明していきます。

外来患者のKさんは大腸がんで、抗がん剤の注射をする前に医師の診察を受けています。この薬は、前回始めたばかりで、今回は2回目という状況です。医師としては、前回の薬の投与で副作用が出なかったかどうかをとても気にしています。

＊

医師　前回、お薬を開始しましたが、実際に受けてみてどうでしたか？

Kさん　そうですね、注射をしてから数日は食欲がありませんでした。あと、下痢が数日間は続きました。
医師　食欲がなかったのですね。吐いたりするようなことはなかったですか？
Kさん　そういうことはなかったですね。ちょっとムカムカする程度でした。
医師　それでは、ある程度ごはんを食べることはできたのですか？
Kさん　はい、ある程度は食べられました。
医師　ある程度は食べられたのですね。わかりました。下痢はどんな感じですか？1日に何回くらいありましたか？
Kさん　下痢は、1日3～4回くらいでした。
医師　わかりました。それであれば、今回は吐き気を抑える薬と、下痢を抑える薬を追加しましょうか？
Kさん　そうですね。それではお願いします。
医師　そうそう、今日の血液検査の結果でも、副作用は出ていませんでしたよ。今日も抗がん剤治療を受けても大丈夫そうですね。
Kさん　それはよかったです。

医師　それでは、抗がん剤のお部屋にご案内しますね。

＊

このような会話は、医師と患者さんの間でよくみられるものです。一応、Ｋさんは副作用のことを医師に伝えています。しかし、これでＫさんが伝えたいことは医師に伝わったのでしょうか。こうした会話を通して、今回も抗がん剤治療を受けても大丈夫だと思い、満足している方もいるでしょう。しかし、もっと伝えたかったことがあったのに、伝えきれなかったと感じている方もいると思います。もしかしたら、Ｋさんは、次のことを医師に伝えていなかったかもしれないのです。

「副作用が減る薬を飲むのはいいけど、これ以上飲む薬が増えるのは大変だな」

また、こんな思いを抱いていることもあるのです。

「経済的にこれ以上の負担が増えるのは困るな。今さら、副作用の薬はいらないともいいづらいし。今日の会計が心配だな」

例示した会話は、一見、会話として成り立っているようにみえますが、実は問題のある会話形式なのです。この会話のどこに問題があるのでしょうか。この会話形式の特徴を、もう少し掘り下げて考えてみます。

まず一つは、**医師が質問しかしていないという点**です。患者さんは質問ばかりされていて、まるで取り調べを受けているようです。副作用に関する情報を収集するうえでは、医師は知りたいことをピンポイントで聞いていくほうが効率がよいのかもしれません。しかしそれでは、患者さんの伝えたいことが医師に伝わらなくなるという欠点があります。

もう一つは、こうした会話を通じて、「**医師＝質問する人**」「**患者さん＝答える人**」となってしまっているという点です。いったん、このような一方的な関係ができてしまうと、自分の思いを医師にうちあけて、それに対して医師から意見を聞くといったことが難しくなります。

思いが医師に的確に伝わる方法

Kさんのような会話を避けるためには、事前に話す内容を考えておく必要があります。副作用の症状を伝えるだけでなく、次の三つをセットにして話を進めてください。

- **現在の症状をどうしてほしいのか**
- **今の症状にどのような不安を感じているのか**
- **その不安を解決するためにどうしてほしいのか**

たとえば、食欲がないことを医師に伝えるのであれば、
「食欲がなくてつらいので、その症状をとる薬がほしいのです」
「このまま食欲が出ないと、体力が落ちそうで不安です」
「これが本当に薬の副作用だけであればいいのですが、がんが進行してそのような症状が出ているのではないか心配です。だから、検査をしてほしいのです」

このように話してくれたほうが医師も助かります。なぜなら、より適切なアドバイスや処方ができるようになるからです。また、このように話すだけでも、一方的な関係は解消されます。ただし、注意点が二つあります。

一つは、**副作用について伝えるときには、遠回しな表現をしないこと**です。遠回しな表現をすると、医師に伝わらないことがあるからです。日本人はストレートな表現を好まない傾向があるので、それもしかたないのかもしれませんが、副作用のような大切なことに関しては、端的かつストレートに医師に伝えることが大切です。

もう一つは、伝えようとしていたことを、診察室で忘れてしまうことがあるということです。緊張しているためか、それともほかの話に注意がいってしまうのか、原因はいろいろあるのでしょうが、それを避けるために、**事前にメモを用意しておくことが大切**です。

それでも、なかなかうまく伝えられない場合もあると思います。そのようなときは、**手紙を書いて、診察前に受付を通して、医師に渡してもらう**という方法もあります。手紙はなるべく端的かつストレートに書くとよいでしょう。そして、症状だけではなく、前に示した三つのことをセットにしてまとめます。

私も診察前に手紙を渡されることがありますが、それを読んでから診察にのぞみます。ただし、字が達筆すぎて読めなかったり、分量が多くていいたいことがわからないと、せっかくの手紙も役に立ちません。簡潔にわかりやすく書くことが大切です。

4　副作用のつらさを伝えても、医師が対処してくれないとき

命にかかわらない副作用に対する対応はさまざま

「副作用がつらいことを伝えているのに、主治医がそのつらさに対して適切な対応策をとってくれない」

こんな悩みをよく耳にします。なぜそのようなことが起きるのかを理解するために、副作用を大きく二つに分けて考えてみましょう。

一つは、命にかかわる副作用です。嘔吐、貧血、白血球数の減少、腎障害などがこれにあたります。医師は、それらの症状にとても注意を払いますし、対応策もかなり確立されています。マニュアルに沿って対応すれば、解決できることが多いのです。それによって、患者さんが求めているレベルまで症状が改善するかどうかは別にしても、医師は何らかの対応策を講じるはずです。

もう一つは、命にかかわらない副作用です。それは、だるさ、脱毛、皮膚のシミ、手足のむくみ、筋肉痛、しびれなどです。そのような副作用には、有効性がある対応策が少ないという面がありますが、医師によって対応策の講じ方にばらつきがあります。たとえば、副作用としてしびれが出やすい抗がん剤がありますが、医学的に有効性が高いと証明されている対応策はありません。その場合、医師によって次のような対応をされることが考えられます。

「がんに負けないためにも、しびれがそれほどでなければ、この程度は我慢しましょう」と我慢するように促すケースもあれば、

「有効性は十分に確立されていないけれど、一部の方で効果があった対処法をやってみましょう」

と漢方薬を処方するケースがあります。

あるいは、しびれがとれるまで、薬を一定期間休むようなケースもあるでしょう。

このように、医師の対応にはばらつきがあるのですが、最初のしびれを我慢するように促された場合には、それを不満に感じる方もいるでしょう。残念ながら、命にかかわらない副作用を重視していない医師もいるようです。

一方で、抗がん剤による副作用のつらさが医師に十分に伝わっていないことによって、対応策が講じられないこともあります。たとえば、「抗がん剤を投与されると疲れやすく、家では横になってしまう」と訴えた場合に、医師がそのだるさを「その程度なら、この方にとっては許容範囲かな」と判断して、経過観察となってしまうことがあります。

患者さんとしては、「本当は横にならずに、家事程度のことはできるようにしたい」ということを医師に伝えたかったのに、そのことをはっきりといわなかったために、経過をみるだけになってしまったのです。そして、このような思い違いは、最終的には患者さんの不満となってしまうのです。

命にかかわらない副作用への対応策を探す方法

医師に、抗がん剤による副作用への対応策をとってもらえないときは、どうしたらよいのでしょうか。

まず、医師にもう一度副作用によって不都合が生じていることを、きちんと伝えてください。前述の家事程度のことはできるようにしたいと思っている方のケースでは、次のように具体的に話す必要があります。

「この薬によってだるさが出て、家事をすることができません。せめて家事ができるくらいの症状にしてほしいです」

命にかかわらない副作用の場合は、このくらい具体的にいわないと、医師に伝わらないことがあるのです。しかし、医師に伝えたとしても、次のような理由で対応策がとられないこともあります。

「この症状は、医学的に有効性が証明されている対応策がないのです。だから、つらいでしょうが、少しだけ我慢してください」

確かに我慢しないといけない場合もありますが、医学的に有効性が証明されていなくても、試す価値がある対応策がある場合もあります。そのような情報を探すには、次の二つの方法が考えられます。

一つの方法は、化学療法室などにいる**抗がん剤治療に携わっている看護師に聞いてみる**ことです。意外と医師よりも副作用の対応策を知っていることがあります。なぜなら、看護師は医師よりも患者さんと世間話をする機会があり、そのなかでいろいろな話を聞いているからです。

医師は、抗がん剤の副作用の対応策に関する知識は豊富にもっていますが、副作用を抑える日常生活の細かな工夫についての知識が少ないことがあります。たとえば、吐き気がある場合は、医師なら「吐き気止めを出します」と提案することが多いのですが、看護師からは「深呼吸をするといいですよ」「吐き気が出にくい食べものをとるようにするといいですよ」などと具体的なアドバイスがもらえることがあります。そのようなアドバイスをする医師もいますが、まだ少数でしょう。このように看護師に聞いてみることで、医師から提案されなかった情報を得られることがあります。

もう一つの方法は、**インターネットで検索する**ことです。たとえば、「抗がん剤　脱毛」と入力して検索すると、かなりの件数のサイトがヒットします。あまりにも多くの情報に接すると、どれが正しい情報なのか混乱してしまうこともありますが、患者さんが悩みを解決するための有効な手段の一つには違いありません。

そのなかで、闘病記などのブログを書いている方の情報が役立つことがあります。病気に向きあっている体験談は、医療従事者からのアドバイスとは少し異なります。たとえば、「乳がん　ブログ」で検索すると、闘病生活を送っている方のブログがたくさん出てきます。そのなかに、自分と同じ副作用を軽減できたといった記事を目にすることもあります。そうした情報を得たときは、試してみる価値があるでしょう。また、そのブログを書いている方にメッセージを送ることもできるので、直接アドバイスをもらえるかもしれません。

最近、医師のブログも多数みられるようになってきました。そのブログを通して、医師に悩みに関するメッセージを送れば、アドバイスをもらえることもあるでしょう。このように、命にかかわらない副作用は、自分で試行錯誤しながら解決することも大切なのです。

さまざまな副作用の対応策

医学的な有効性の証明が十分にされていないのですが、一部の施設で有効性があると発表され、私もよく活用している副作用の対応策をいくつか紹介します。

●口内炎を予防する方法

口内炎は、どの抗がん剤を使用しても出やすい副作用の一つです。口内炎はとても不快で、ひどい場合は、口のなかが真っ白になり、出血することもあります。

一番大切なのは、口内炎ができないように予防をすることです。虫歯がある人、義歯があっていない人、糖尿病の合併症やステロイドの使用で免疫機能が低下している人、ビタミンが欠乏している人、喫煙する人、過度にお酒を飲む人などは、口内炎になりやすいといわれています。抗がん剤治療を受ける前には、歯科を受診したり、生活習慣を見直すなどして、これらの状態を改善しておきましょう。

人によっては、唾液の分泌が減って、口のなかがベタベタすることもあります。その結果、口腔内の環境が悪化して、口内炎ができやすくなります。その場合は、**生のパイナップルやキウイを一口サイズに切って冷凍しておき、それをなめてください**。それらのなかに含まれている成分の一つが、口のなかのベタベタを改善してくれます。ただし、口腔内に傷があるときは、傷の治りが悪くなるのでやめてください。それでも、口のなかの乾燥がとれないときは、グリセリンやオリーブ油を口に少量入れましょう。

また、**普段から歯磨きやうがいなどの口腔ケアをしましょう**。それらが、口内炎の予防につながります。口内炎があるときは、歯磨き粉の成分によって悪化することがあるので、水で軽くブラッシングする程度にしましょう。痛いときは、無理に歯磨きをせず、うがいをするだけでもよいでしょう。

うがいは、口に水を含み、クチュクチュとして吐き出すようにしてください。水のかわりに、殺菌作用があるお茶で行ってもよいでしょう。

これらをやっても、なかなか口内炎を予防できないこともありますが、口腔ケアが基本になるので、継続して行ってください。

●口内炎のつらさをとる方法

口内炎を予防していても、口内炎ができてしまったときは、次の方法を試してください。

・口腔内の衛生状態を清潔に保つ
・ハチアズレやマーロックスという薬を使ってうがいをする
・ステロイド入りの軟膏を使う

・エレース・アイスボール（薬の一種）をなめる
・熱いもの、辛いもの、酸味の強いものを避ける

現在、口内炎には、これらの対応策が知られていますが、その効果には個人差がかなりあります。

最近になり、口内炎の発生をかなり少なくできる予防法が出てきました。それは、**エレンタールという栄養剤1袋を水またはぬるま湯で溶かして計300㎖とし、1日に1袋分を摂取する方法**です。エレンタールには、グルタミンというアミノ酸が含まれていて、それが口内炎を防ぐようです。保険診療で処方できる安全な栄養剤です。副作用の対応策だけでなく、ごはんが食べられないときの栄養補給にもなります。

ただ、エレンタールには味がよくないので飲みにくいという欠点があります。最近ではいろいろな味つけのものも出てきましたし、飲みにくさを克服するために、シャーベット状に凍らせて少しずつ食べるのもよいでしょう。

私は、口内炎で困っている方にはこの栄養剤を出していますが、よくなる方が多くみられます。口内炎がつらいときは、主治医にエレンタールを処方してもらいましょう。

●末梢神経障害が生じたときの対応

タキサン系の抗がん剤や白金製剤に分類される抗がん剤の治療を受けると、次のような症状が出ることがあります。

・手足の指先がピリピリとする
・じりじりするような痛みが生じる
・しびれて包丁をもてなくなったり、ボタンをはめられなくなる
・手の皮が厚くなったような感じがして、感覚が鈍くなる

副作用の症状が強い場合は歩くことさえできなくなります。先日、このような症状で悩まれている患者さんから、次のようなお手紙をいただきました。

＊

昨年5月に肺がん（腺がん）が確認され、周辺にも転移していたため、抗がん剤の点滴を、6月、7月、8月の3回実施しました。8月末にも4回目を予定していましたが、手足のしびれが強くなったためにキャンセルしました。現在は、春ウコンを摂取し、食事に気をつけて生活をしています。

くやまれるのが、抗がん剤治療を2回でやめておけばよかったということです。2

回目の抗がん剤治療で手足のしびれが出てきたため、主治医に話したところ、ビタミン製剤を服用することになりました。そのときは、しびれはあるものの歩行は何とかできたのですが、3回目の抗がん剤治療を終えた時点で、末梢神経障害が生じ、歩行が困難になりました。

抗がん剤によるほかの副作用は3週間もすると回復したのですが、末梢神経障害だけはなかなか回復しません。このことによって、日常生活に支障をきたし、体力も落ちてきました。抹消神経障害の知識があれば、治療方法を変更していたでしょう。

*

この手紙にも出てくる「末梢神経障害」は、甘くみてはいけない副作用の一つです。抗がん剤治療のマニュアルを読むと、このような症状が出たときは、「ビタミン製剤、リリカ（神経性疼痛緩和薬）、漢方薬の牛《ご》車《しゃ》腎《じん》気《き》丸《がん》などを副作用対策として使用することを検討する。同時に抗がん剤の減量、または休薬を検討する」と書かれています。しかし、そのような対応では十分とはいえません。

私の経験では、「抗がん剤治療を行ったときにしびれが生じた場合、次回の抗がん剤治療を受けるときに、**しびれが残っていたら、その抗がん剤の使用を一時的に中止すべきで**

ある。しびれが落ち着いてから、その抗がん剤を使用するかどうかを検討する」というのが、正しい対応だと考えています。なぜなら、抗がん剤を減量したり、ビタミン製剤を処方するといった中途半端な対応をとると、末梢神経障害が進むことがあるからです。しかし、そのような対応を徹底している医師はまだ少ないようです。現状がそうであるため、末梢神経障害によるしびれが残っているときは、「しびれが落ち着くまで、原因となる薬をお休みしたい」と主治医に相談してください。

抗がん剤をやめる勇気も必要

だるさ、脱毛、皮膚のシミ、手足のむくみ、しびれには決定的な対応策がないため、自分にあう方法を探して試すことが大切です。しかし、副作用の程度が許容範囲を超えるようであればあまり無理をせず、医師に相談し、その抗がん剤をやめる勇気をもってください。

なかには、抗がん剤治療はある程度の犠牲が伴うものだと考えている医師もいます。それは、薬が効いているのであれば副作用があっても続けたいと考えているからです。しかし、許容範囲を超える副作用に耐えても、最後に幸せになれるとは限りません。副作用を許容できるかどうかは医師が決めることではなく、患者さんが決めることなのです。

コラム3　よい医療を受けるための診察時のポイント

よい医療を受けるためには、医師の関心を、自分に100%向けさせることが大切です。そうしないと、顔もろくに見ずに、電子カルテを見ながら、診察されるようなことになってしまいます。

まず、診察室に入ったら、笑顔であいさつをし、自分の名前をいいましょう。笑顔であいさつをすることにより、第一印象がよくなり、顔を見てもらえます。第一印象は、その後のコミュニケーションに影響を与えます。また、自分の名前をいうのは、ほかの患者さんとのとり違えを防ぐためです。

診察が終わったら、「ありがとうございます」と感謝の気持ちを伝えましょう。意外にも、医師は患者さんから感謝されることが減っています。だからこそ、感謝の言葉を聞くと、医師は喜びます。それが、今後の円滑なコミュニケーションに結びつきます。

これらのことは、医者の機嫌をとるためではなく、あくまでよい医療を受けることを目的としているためですので、自発的に行うようにしましょう。

そして、診察で医師に病状について説明するときは、端的かつ具体的に話をすることが大切です。

5　治すためにつらい副作用に耐えるという考えは危険

医師と意見をすりあわせる

　抗がん剤治療の副作用に耐えようと、次のように考えている患者さんがいます。

「このくらいの副作用は治療が終わればなくなるはずだから、今は我慢しよう」

「あと3クール乗りきれば治るはずだからがんばろう」

　このような患者さんにはいいづらいことではありますが、何が何でも副作用に耐えようという考え方は危険です。「がんが治る」という、明るい見通しでいると、副作用がなくならなかったり、治療が思うような結果にならなかったときに、立ち直れないような大きなショックを受けてしまいます。

　こうした事態を回避するためにはどうしたらよいのでしょうか。それは、**治療をするごとに、今後の見通しを医師に確認する**ことです。診察の時間の関係で、毎回聞くのは難しいかもしれませんが、最低でも治療の分岐点では必ず聞くようにしてください。

たとえば、ＣＴで治療効果を確認したときに、抗がん剤の副作用が強く出ていたら、患者さんは主治医に次のように話してみてください。

「今の副作用はつらいですが、治療が終われば副作用がなくなり、がんも高い確率で治ると思っています。これは、私の見通しですが、先生はどう考えていますか？」

このように、自分の考えを伝えたり、病気に対する見通しを聞くことで、患者さんと医師の意見をすりあわせておくことが大切です。

医師の安全への配慮と抗がん剤治療の進め方

私たち医師は、抗がん剤治療を行うとき、患者さんを命の危険にさらしたり、後遺症を残してはならないと常に注意を払っています。そのために、血液検査を行って、赤血球（貧血の有無）や白血球や血小板の数をチェックしたり、腎機能や肝機能を確認します。また、血液検査ではわからない自覚症状（目が見えにくい、吐き気、しびれなど）は、患者さんに直接聞きます。

医師の安全への配慮がわかるように、抗がん剤治療の進め方の例を示します。

ある抗がん剤がよく効いていたとします。ところがあるとき、その薬により非常に強いアレルギー反応が出て、患者さんが生死をさまよう状態になってしまいました。そして、その後、何とかその状態から回復したとします。

このようなとき、次の治療で同じ抗がん剤を使用するかというと、答えは「使用しない」です。たとえ、その薬を使っていれば、がんが消えることがわかっていても、命にかかわる危険が想定されるならば、再び使うことはありません。

その理由は、**医師は患者さんの安全を第一に考える**からです。

また、命の危険にさらすことがなかったとしても、患者さんの体力が著しく消耗するような治療は行いません。なぜなら、次の治療のために、患者さんの体力を残しておこうと考えるからです。つまり、ある治療にすべてをかけて、それがうまくいかなかったときにとり返しのつかなくなるような治療はしないのです。

「かなりつらそうだから、やめたほうがいいのかな」と医師が思っていたとしても、「まだがんばれます」と患者さんがいったときは、治療が継続されることがあります。

しかし、それによって、患者さんの命が危険にさらされることがあるのです。

だから、何が何でも副作用に耐えようと思わずに、苦しかったら、そのことをきちんと医師に伝え、自分の病気の見通しを医師に確認してほしいのです。
そうすることで患者さんの気持ちは楽になりますし、医師も助かるのです。
最後に、患者さんが見通しを誤り、無理に治療を続けてしまった事例を紹介します。

*

Sさんは大腸がんの手術を受けた後、6か月間、再発予防のために術後補助化学療法を勧められました。Sさんはこれを受ければ、がんが再発しないと思い、治療を受けたのですが、抗がん剤の副作用によるしびれが起きていました。しかし、がんの再発を防ぐために、医師に症状について伝えることなく、治療を受け続けました。何とか治療は終了したのですが、しびれは一向によくなりません。そこに追い打ちをかけるように、がんが再発してしまったのです。私が担当していた患者さんではないのですが、Sさんはこういっていたそうです。
「こんなことになるならば、無理しなければよかった」

*

Sさんが無理をして術後補助化学療法を受け続けたことを後悔したのは、「化学療法を受ければ、がんは再発しない」「治療が終わればしびれが治る」という二つの見通しが誤っていたためです。術後補助化学療法により再発の危険は約3分の2に減らせますが、ゼロにはできません。また、しびれの出やすい抗がん剤を使用すると、数年たっても、日常生活に支障が出る神経症状が残る人は数％いるというデータがあります。

このようなケースでは、どこかできちんと主治医に相談していたら、悲劇は防げたはずです。だからこそ、せめて治療の分岐点では、患者さんの意見と医師の意見をすりあわせておいてほしいのです。

6　副作用は体力が低下すると出やすくなる

副作用が出やすい人とは

抗がん剤治療の副作用は、どのような人に出やすいかご存知でしょうか。体質もありますが、副作用が出やすい人には共通点があります。それは、「体力がないこと」です。だから、身のまわりのことがある程度できても、しばしば誰かの介助が必要になるような人には、抗がん剤を使用することは推奨されていません。

したがって、高齢になって、体力が低下している患者さんは、何もしないで経過を観察することになります。しかし、なかには家族や本人が抗がん剤治療を強く希望することもあります。そのような場合は、かなり慎重に抗がん剤を使用します。抗がん剤の量を少なくしたり、投与する期間を短くしたりすることもあります。しかし、そうした注意を払っても、重い副作用が出ることがあります。

重い副作用が出るのは、どのような人にも起こりうることです。しかし、もともと体力がない人に出ると、そこから回復するのが難しくなります。やはり、ある程度体力がなければ、抗がん剤治療を受け続けてはいけないのです。

パフォーマンスステータスから体力を推定する

「体力がある」というのはやや漠然とした表現ですので、私たち医師はパフォーマンスステータスという、全身状態を示す指標を利用しています。これによって、患者さんの日常生活の制限の程度がわかります。パフォーマンスステータスには0〜4まであり、次のように分類されます。

0　全く問題なく活動ができる。発病前と同じ日常生活が制限なく行うことができる

1　肉体的に激しい活動は制限されるが、歩行可能で、軽作業や座って行う作業（軽い家事、事務作業）ができる

2　歩行可能で、自分の身のまわりのことはすべてできるが、作業はできない。日中の50％以上はベッドの外で過ごす

3　自分の身のまわりの限られたことだけができる。日中の50％以上をベッドまたは椅子で過ごす

4　全く動けない。自分の身のまわりのことは全くできない。完全にベッドまたは椅子で過ごす

このパフォーマンスステータスの0〜2に該当する人が、抗がん剤治療を受ける対象として推奨されています。抗がん剤の効果を評価する臨床試験も、パフォーマンスステータスが0〜2の人を対象に行っています。逆にいうと、体力がないとされる3〜4の人の抗がん剤の安全性と効果を示すデータがないということです。

私は、パフォーマンスステータスが3〜4の患者さんにも、本人の強い希望により、抗がん剤治療をすることがあります。安全かつ効果的に治療を行うことができる方もいらっ

しゃいますが、かなりの危険をおかしながら治療していることには変わりはありません。

日常生活から体力を推定する方法

抗がん剤治療は、パフォーマンスステータスが0〜2の人に推奨されていますが、私は抗がん剤治療を受けるには、ロコモティブシンドロームのチェックに使われる、次のことができる体力が必要だと考えています。

・2kg（1ℓの牛乳パック2個程度）の買いものをしてもち帰ることができる
・掃除機をかけるなど、やや重い道具を扱う家事ができる
・家のなかでつまずいたり滑ったりしない
・片足立ちで靴下を履くことができる
・階段を手すりにつかまらずに上ることができる
・青信号のうちに横断歩道を渡りきれる
・15分続けて歩くことができる

これらのうちの一つでもできない場合は、日常生活で人や道具の助けが必要な状態、またはその一歩手前の状態であると考えられます。抗がん剤治療を安全に行うためには、こ

れらのことができる体力が必要であると考えています。

また、抗がん剤治療を行う前は体力があったとしても、治療中に少しずつ体力が低下することがあります。副作用が出たために食事がとれなくなったり、気持ちが沈んでしまったために外出を控えがちになり、その結果、体力が低下することもあります。

抗がん剤治療に耐えられる体力をつける

抗がん剤治療に耐えられるようにするために、体力がない方は、体力をつける必要があります。また、もともと体力がある方は、その体力を維持しなければなりません。

そこで私は、図2－4のような自宅でできる簡単なエクササイズを行い、さらに毎日30分の散歩をすることを勧めています。

抗がん剤治療の期間中にこのエクササイズを行うことは、きついと感じるときもあると思います。そんなときは、治療が終わった休薬期間に行ってください。エクササイズを行って体力がつけば、免疫力も上がり、次回の治療によい効果が期待できるでしょう。

a

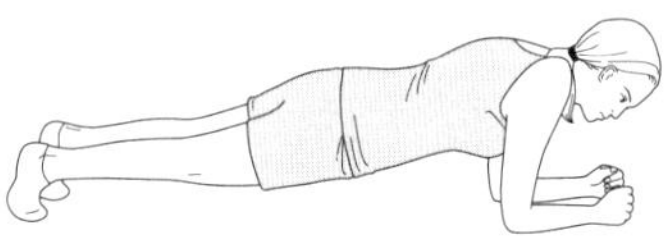

うつ伏せで、両肘を肩の真下につき、上体を起こしてつま先を立てる。なるべく頭から足までの身体が一直線になるように注意する。30秒そのままの姿勢を保つ。できない場合は、膝を床につけて行う。

b

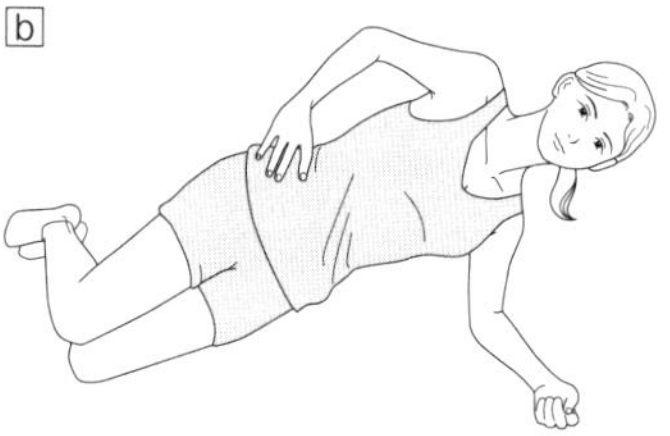

横向きに寝て、膝から足首を床につける。下になっているほうの肘を肩の真下につき、横向きのまま上体を起こす。肩から膝までが一直線になるように注意し、30秒そのままの姿勢を保つ。向きを変えて同じく30秒行う。

c

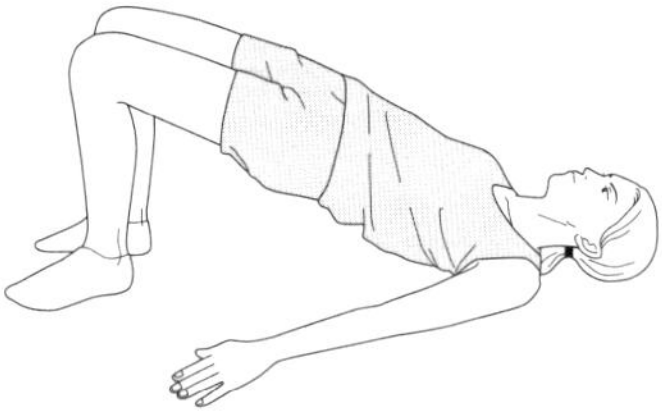

仰向けに寝て、膝を曲げて立てる。腰を浮かせ肩から膝までが一直線になるように注意し、30秒その姿勢を保つ。

d

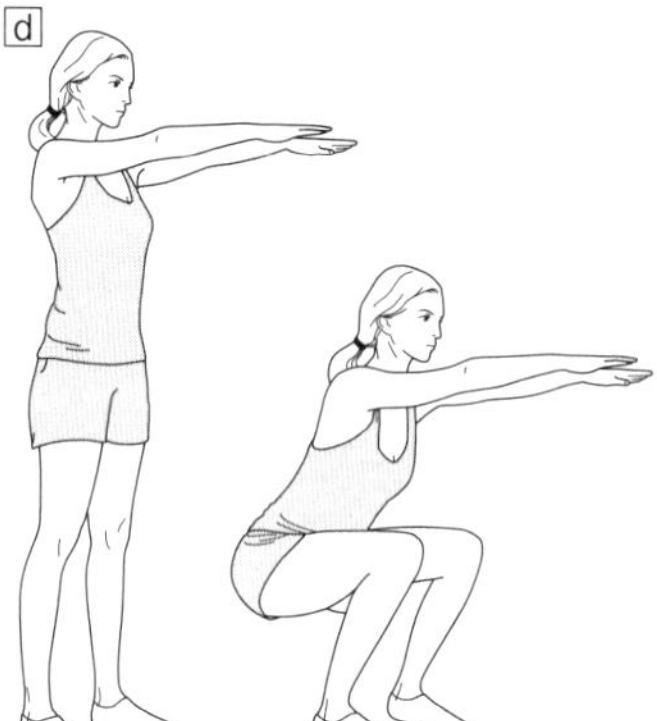

腕を前にのばし、足は肩幅より少し広いくらいに開く。上体の姿勢を維持したまま、太ももが床と平行になるくらいまでゆっくりしゃがむ。コツは腰を落としたときに、つま先の上に膝がくるようにすることと、お尻を後ろに突き出して椅子に座るつもりで腰を落とすこと。最後にゆっくり立ち上がり元の体勢に戻る。それを10回繰り返す。

図2-4　自宅でできる
　　　　簡単なエクササイズ

7　リハビリで合併症を予防し、副作用を和らげる

リハビリと聞くと、「障害をもつ人が、社会生活に戻るために受ける訓練」と多くの方が認識していると思いますが、リハビリにはもっと広い意味があり、がん治療においても、次のようなリハビリが行われるようになりました。リハビリを積極的に活用しない医師も多いため、入院したらリハビリを受けることができるかどうかを確認してください。

リハビリで合併症を予防する

ここでは2種類のリハビリについてお話しします。一つは、手術後の合併症を予防するためのリハビリです。たとえば、開胸・開腹の手術を予定している患者さんに対して手術前から呼吸の訓練をするものです。このリハビリを受けることにより、肺炎などの手術後の合併症が発生する確率を下げることができます。

もう一つは、手術や放射線治療の合併症を予防するためのリハビリです。乳がんの手術

でリンパ節を切除した場合は、約20％の人に治療を受けた側の腕にリンパ浮腫が起こるといわれています。手術後の早期から、肩関節を動かす訓練を受けることにより、リンパ浮腫の発生を減らすことができます。

リハビリで免疫力を上げ、副作用を和らげる

リハビリには、がんの克服に必要不可欠な免疫力を上げてくれる効果もあります。消化器がんの手術後の2日目から、自分の最大の心拍数の60％程度の運動をするリハビリを受けると、受けないときに比べて、免疫力が上がるというデータがあります。

手術の種類によっては、手術後の早期に運動をすることが難しい場合もありますが、何らかのかたちで体を動かすことは、免疫力の観点でみてもとても大切です。

また、運動をすることによって、抗がん剤治療や放射線治療に伴う倦怠感（だるさ）などの副作用が和らぐので、運動をするリハビリが勧められています。治療による副作用に対しては、薬で対処する傾向がありますが、リハビリを受けることも大切なのです。たとえば、有酸素運動や筋力トレーニングを行うことにより、抗がん剤治療や放射線治療に伴う吐き気・嘔吐、貧血、下痢、痛みなどの副作用が改善したり、白血球やリンパ球が増加

することがあります。また、がんが進行して末期の状態になったとしても、リハビリによって、痛みや気持ちの落ち込みが和らぎます。

一部の患者さんや家族の方は、がんになると、安静にしていないといけないと誤解していますが、このようにがん治療ではリハビリもセットにして考えることが大切です。

8　抗がん剤による倦怠感をとるための対処法

抗がん剤治療を受けている方から次のような悩みをよく聞きます。

・家事ができない
・仕事ができない
・夕方になると動けない
・体がだるくて、何もする気が起きない
・少し動くとすぐ疲れてしまう

このような症状を**倦怠感**（だるさ）といいますが、特に抗がん剤治療後に倦怠感に悩まされることが多いようです。せっかく抗がん剤が効いて、がんが小さくなったのに、普段通りの生活が送れないのなら、何のために治療を受けているのかがわからなくなってしまいます。

患者さんは、**治療のために生きているわけではなく、自分らしい生活をより長く送るために治療を受けている**ことを忘れてはいけません。ここでは、倦怠感の悩みを解決する対処法を紹介します。倦怠感が生じる原因は、「抗がん剤自体によって生じる倦怠感」「抗がん剤と抗がん剤以外の原因によって生じる倦怠感」「抗がん剤以外の原因が混ざって生じる倦怠感」の三つに分けられます。それぞれについて説明しましょう。

抗がん剤自体によって生じる倦怠感

この倦怠感は一時的に生じるもので、抗がん剤の休薬期間には治まります。それが許容できる程度であれば、そのままでよいでしょう。しかし、倦怠感を減らしたい場合は、抗がん剤を投与する期間や投与する量を調整し、倦怠感の出方をみていきます。この調整は、医師と二人三脚で行います。

●投与する期間を調整する方法

ある抗がん剤の飲み薬は、一般的に４週間毎日飲んで２週間休むことを繰り返しますが、その際に副作用が強く出ることがあります。その場合は、２週間毎日飲んで１週間休むという飲み方をします。この飲み方でも効果は変わらないうえに、副作用は減るというデータがあります。それでも副作用がつらいときは、１日飲んで１日休むという隔日投与にすると、さらに副作用が減りますが、この場合も効果に大きな変化はないというデータがあります。

このように、抗がん剤を投与する期間をさまざまに調整することができます。

●投与する量を調整する方法

倦怠感を低下させるには、抗がん剤を投与する量を減らすという方法もあります。抗がん剤の投与には、副作用の程度に応じた減量基準というものがあり、これを基準として、すべての医師が治療を行っています。

たとえば、１日１２０㎎の量を飲む抗がん剤があったとします。この通りに飲んだときに強い副作用が出た場合は、薬の説明書に従って１日に飲む量を１００㎎とし、それでも副作用が続く場合は、最低量である1日80㎎まで減らします。

問題は、ここまで量を減らしても、副作用が本人の希望する状態にならなかった場合です。その場合は、さらに飲む量を減らすという方法があります。私は、副作用が患者さんの納得のいく状態になるまで量を減らしていき、薬の説明書に書かれている最低量よりも、もう一段階減らしてみます。それでも副作用が納得いく状態にならないときは、薬の変更を考える必要があると判断します。

●副作用を基準にして投与量を決める

薬の説明書に書かれている最低量よりもさらに減量して使用する方法は、まだ一般的ではありませんが、近ごろは副作用を基準にして投与量を調整している医師が増えています。

通常、抗がん剤を投与する量は、個人差をほとんど考慮せずに決めているのですが、私はこのこと自体が問題だと考えています。投与量は、体重と身長から計算して決めることが多いのですが、それ以外の要素はほとんど考慮しません。

アルコールを例にして考えれば、このような投与量の決め方はおかしいとわかるでしょう。アルコールは人によって飲める量が違います。一口飲んで、顔が真っ赤になる人から、ウイスキーを何杯飲んでも、全く顔色が変わらないぐらいお酒に強い人がいます。なぜこうした差があるかというと、人によって、体内にもつアルコールの分解酵素の量が違うからです。アルコールの分解酵素の量が多い人はたくさん飲めますし、少ない人はあまり飲めません。このアルコールの分解酵素の量は、その人のもつ遺伝子で決められます。

抗がん剤にもこれと同じ性質があることがわかっています。しかし、現在の抗がん剤治療は、こうした個人差を無視して行われています。だからこそ、抗がん剤の副作用の出方をみながら投与量を減らしていき、その人にちょうどよい量を探し出す必要があるのです。ちょうどよい量かどうかは、ある一定期間その量で治療を受けてもらい、定期的に効果を確認していきます。完治を目的としない治療であれば、がんが大きくならなければいいので、がんの大きさが同じ場合は、薬として機能していると判断します。がんが大きくなった場合は、抗がん剤の量を増やしたり、もしくは薬を変えたりすることを検討すればよいのです。

私は、副作用で悩まれている方にはこの方法を試みます。それによって、副作用がなくなり、薬が効いている方はたくさんいます。人によっては抗がん剤の量がかなり少なくても、有効なことがあるのです。こうした個人差を考慮した対応が、倦怠感を抑えることにつながるのです。

抗がん剤による倦怠感で悩んでいる方は、主治医にもう少し薬の量を減らすことができないかと相談してみてください。そのときも、「治療を受けていても、自分らしい生活ができなくてつらいので、もう少し薬の量を減らして、倦怠感をとることができませんか?」というように、具体的に話せば、主治医も薬の量を減らすことを検討してくれることでしょう。

抗がん剤以外の原因によって生じる倦怠感

抗がん剤以外では、貧血、睡眠不足、精神的な落ち込み、抗がん剤以外の薬、栄養不足、ウイルスや細菌の感染などが原因となって倦怠感が生じます。その場合は、休薬期間でも倦怠感はなくなりません。

このような倦怠感は、原因をとり除く必要があります。まずは、あなたの倦怠感の原因が何であるかを調べるため、次のA～Eについて答えてください。

A　一番最近の血液検査で、貧血と診断されませんでしたか? 抗がん剤治療を行う前の検査結果と比べて、ヘモグロビン濃度（Hb）は低下していませんか？

B　よく眠れていますか？

C　精神的に落ち込んでいませんか？

D　抗がん剤以外の薬で、倦怠感の原因になっているものはありませんか？

E　食事はある程度の量をとれていますか？

A〜Eに該当するものはありましたか？　もし該当するものが一つでもあれば、その原因をとり除くだけで、症状はだいぶ改善するはずです。A〜Eの解決方法について、順を追って説明していきます。

●貧血（A）

抗がん剤治療を受けると、貧血が起こるものだと思い込んでいて、重視しない方もいます。貧血の目安となるヘモグロビン濃度の正常値はおよそ12〜16㎎／dLですが、この値が1下がるだけで、健康な人であっても倦怠感を感じることがあります。ですから、病院で受けた血液検査のヘモグロビン濃度に注意するようにしてください。ヘモグロビン濃度が低い場合は、主治医に相談してください。抗がん剤の副作用によって起こっていると思っていた貧血が、実は鉄分の不足による貧血であることが判明する場合もあります。そのときは、鉄分の補給で解決できます。

●睡眠不足（B）

眠れるようになるだけでも、倦怠感は改善します。次のような工夫をすると、半数の不眠が改善するといわれています。場合によっては、睡眠剤を使ってみましょう。

・ベッドにいる時間を減らす
・就寝時間にかかわらず、同じ時間に起きる
・眠くなるまでベッドに入らない
・眠るとき以外はベッドに入らない

●精神的な落ち込み（C）

病気のことばかり考えていると、精神的に落ち込む傾向があるため、病気を忘れるくらい夢中になれることや、好きなことをする時間をつくりましょう。誰かに話を聞いても

らったり、自分の好きな場所に行ったり、好きな音楽を聞いたりしてください。このなかで、特に大切なのは、話を聞いてもらうことです。話を聞いてもらう人の探し方については、コラム10を参照してください。

●抗がん剤以外の薬（D）

がんになると、たくさんの薬を飲まなければならない場合があります。一つの症状に対して、一つの薬を処方された場合、いつのまにか20種類ほどの薬を飲むようになっていることもあります。不必要な薬を飲んでいることもあるので、薬は必要なものだけを処方してもらうようにしましょう。

診察時に主治医から薬が増えるという説明があったときには、「薬が増えるなら、逆に何か減らせる薬はないですか」と確認してください。そうしないと、気づかないうちに、倦怠感の原因となる薬が含まれていることがあります。

外来の忙しい時間帯では、医師に相談できないことがあるので、薬を出してもらう薬局の薬剤師に相談してもよいでしょう。倦怠感の原因となりそうな薬があった場合は、次回の診察で主治医に相談してください。倦怠感が出やすい薬には、次のものがあります。

・抗ヒスタミン薬（アレルギーの薬）
・ベンゾジアゼピン系の抗不安薬（不安を和らげる薬）
・抗精神病薬（不安を和らげる薬）
・吐き気止め
・オピオイド（モルヒネに準じる薬）
・鎮痛補助薬（痛み止めの薬）

これらの薬を常用している場合は、減量したりやめたりできるかを主治医に確認しましょう。実際に試さないとわからないので、医師と試行錯誤することが大切です。薬を減量したりやめたりしたことで具合が悪くなったら、薬の量を戻せばよいのです。

●食事の量（E）

食事の量が減るとだるさを感じることがあります。ただし、健康なときにとっていた食事の量を目安にしないことが大切です。一般的に、健康なときに食べている量は、過食気味になっています。健康なときに食べていた量の7割程度とれていたらよいと考えてください。その量よりも下回っているときは注意が必要です。

抗がん剤と抗がん剤以外の原因が混ざって生じる倦怠感

これが最も多いケースで、抗がん剤の休薬期間になると倦怠感は少しはとれますが、完全にはよくなりません。この場合は、「抗がん剤自体によって生じる倦怠感」と「抗がん剤以外の原因によって生じる倦怠感」であげたすべての項目を検討する必要があります。検討する項目がたくさんあるのですが、一つひとつ確認していけば、必ず倦怠感は改善します。

強い倦怠感があるときは、治療を休むことも必要

何をしても自分の望む範囲に倦怠感を抑えられない場合はどうしたらよいのでしょうか。そのときは、「抗がん剤以外の原因によって生じる倦怠感」であげた項目を改善しながら、抗がん剤を1～2か月間完全に休むことです。いったん抗がん剤を体から抜くと、体調がよくなることがあります。長期間抗がん剤治療を続けていると、体にさまざまな弊害が出てきます。その一つが倦怠感というかたちで出てくることがあるので、長期間治療を受けている人ほど、この方法が有効にはたらきます。

「抗がん剤治療を1～2か月も完全にやめたら、がんが進行するのではないか」と不安に思うかもしれません。しかし、完治の望みが少ないケースでは、いかに長い期間抗がん剤治療を続けることができるかが大切なポイントになります。常に倦怠感があると、寝ている時間が長くなり、抗がん剤治療を受けるのに必要な体力を維持できなくなります。

体力が維持できなくなると、長期間の抗がん剤治療を続けることが難しくなるので、最終的には、余命を延ばせなくもなります。それならば、いっそのこと1～2か月間抗がん剤を体から抜いて、体力を戻したほうがよいのです。それだけではありません。実は、強い倦怠感は、余命1～2か月を表すサインであることもあります。余命1～2か月というのはとても大切な時期であり、「やりたいことができる」最後の期間なのです。実際に、強い倦怠感が余命を示唆していたTさんの事例を紹介します。

＊

私が担当していたTさんは、がんがかなり進んだ状態で抗がん剤治療を受けていました。あるときから倦怠感が強くなってきて、自宅にいても寝ているだけになってしまいました。

抗がん剤による倦怠感なのか、がんの進行による倦怠感なのかを判断することは難しかったのですが、私はいったん薬をお休みすることを提案しました。しかし、「このくらい我慢できる」といわれ、抗がん剤治療を続行しました。その結果、倦怠感がさらに強くなり、そのまま入院し、１か月後には帰らぬ人となったのです。

＊

こうした経緯から、私はＴさんの倦怠感は、抗がん剤による倦怠感ではなく、がんの進行による倦怠感だったのではないかと考えました。

もし、あのときに抗がん剤治療を中止していれば、最後にやりたいことができたのではないかと、とても後悔しました。本来ならば抗がん剤治療を中止したほうがよいのに、それでも患者さんががんばろうとするのは、抗がん剤治療を長く続けていると、倦怠感が生じることが当たり前になってしまい、このくらいの倦怠感なら我慢できると思ってしまうからです。そこには、いったん薬をやめると、がんが進行してしまうという恐怖もあったのでしょう。しかし、**抗がん剤は諸刃の剣**であることを覚えておいてほしいのです。

抗がん剤治療が裏目に出ないようにするためにも、日常生活が送れる体力を維持したうえで、抗がん剤治療を行うべきであることを認識してほしいのです。

どのような工夫をしても、倦怠感がとれずに、日常生活が送れない場合は、本当にその治療を受け続けるべきかどうかを真剣に考えてください。**大切なことは、抗がん剤治療を受けることではなく、自分らしい生活を1日1日積み重ねていくことなのです。そのために抗がん剤治療を休むことが大切な時期があるのです。**

9　副作用で食べられないときの対処法

抗がん剤治療を受けている患者さんから、次のような相談や悩みをよく聞きます。

「抗がん剤治療をしていると、ごはんが食べられない」

「昔はお腹がすいたから食べたけど、今は生きるために食べている。食べることがつらい」

患者さんが食べられるようになるには、どうしたらよいのでしょうか。まずは、食べられなくなる状況別に説明していきます。

吐き気・嘔吐によって食事がとれないとき（短期間）

抗がん剤によって生じる吐き気・嘔吐で食事がとれないときは、抗がん剤の副作用をとる対処法を、主治医に強化してもらう必要があります。吐き気止めの薬を服用したり、抗がん剤の投与量を減らすことも検討しなければなりません。吐き気・嘔吐が生じたときには、無理にものを口に入れないようにすることも大切です。少し吐き気が落ち着いてきたからといってすぐに食べると、その後、症状がひどくなることがあります。

なるべく水分をとり、梅干しなどで塩分をとってほしいのですが、吐き気・嘔吐が3日前後で治まる見込みがあれば、それ以外は無理に食べずに胃腸を休めることも大切です。

食欲がわかないとき（短期間）

吐き気・嘔吐がなくても、食欲がないときや食べると調子が悪くなるときも、無理にものを口に入れないことが大切です。抗がん剤治療を受けたばかりのころは、体が抗がん剤によるストレスを受けている時期です。ストレスの程度には個人差があり、このストレスが「食べたくない」というかたちで出ていることもあります。

栄養をとらないといけないと思い、無理に食べる人もいます。しかし、3日前後で食欲がわく見込みがあれば、無理には食べずに胃腸を休めることが大切です。

抗がん剤によるストレスにより、体が食べものを受けつけないときに、無理に食べると、次のような症状を誘発します。
・体への過度のストレスによって消化不良が起こる
・むくみが強くなる
これらの症状が起こると、食べたものが血液や筋肉にならず、胃腸に負担をかけてしまいます。また、本来ならば3日前後で食欲が出てくるところを、その回復を遅らせてしまうこともあります。

抗がん剤によって短期間だけ食欲が低下しているときは、脱水にならないように水分を十分にとり、梅干しを1日3個程度食べるだけでよいのです。無理に食べないようにしてください。

3日前後で食欲が出てきて食事がとれるようになったとしても、はじめからたくさんの量を食べてはいけません。胃腸をいたわりながら、消化のよい食事をとることが大切です。はじめは、そば、生野菜、果物、発酵食品などから食べ、少しずつ胃腸をならしていき、腸内環境を整えていきます。肉などの消化の悪いもの、食品添加物が多く入ったもの、白砂糖が入ったものは避けてください。

食事がとれないときは、セミファスティング（プチ断食）と同じような方法をとるとよいでしょう。セミファスティングには有用な面がたくさんあります。その一つに、体外に有害物質を排出するはたらきがあり、これによって免疫力が向上します。食事療法を中心にがんの治療を行っているクリニックでも、セミファスティングを強く推奨していて効果をあげています。抗がん剤で食べられない時期は、セミファスティングの時期だと思って過ごすとよいでしょう。

長期間にわたって食事がとれないとき

長期間にわたって食事がとれないと、低栄養につながるため危険です。その場合は、次のことを主治医に相談してください。

・食欲が出る薬の処方
・抗がん剤の量の調整
・抗がん剤の変更
・抗がん剤以外で食事がとれない原因となる薬の有無の確認

栄養状態を調べる血液検査

がん患者の方は、自分の栄養状態がどうであるか、気になるのではないでしょうか。それを判断する指標として、血液検査にアルブミンという項目があります。1か月に1回程度は病院でチェックしています。この値が正常値である3・7g／dL以上であればよいのですが、それ以下の場合は低栄養である可能性があります。その場合は食事内容を改善して、栄養状態を整える必要があります。

10　抗がん剤治療の特徴を理解し、自分らしい生活を送る

これまで抗がん剤の副作用をどのようにして克服していくかについて説明してきました。しかし、将来的には、この問題は解決されると確信しています。なぜなら、遺伝子の解析が驚異的なスピードで進んでおり、オーダーメイド治療ができる時代になりつつあるからです。

抗がん剤を投与したときの効果や副作用は、次の四つのグループに分けられます。

Ａ　抗がん剤によってがんが小さくなって、副作用も出ない
Ｂ　抗がん剤によってがんが小さくなるが、副作用が出る
Ｃ　抗がん剤によってがんが小さくはならないが、副作用も出ない
Ｄ　抗がん剤によってがんが小さくならないうえに、副作用が出る

自分の遺伝子を調べておき、Ａ～Ｄのどのグループに該当するかがわかっていれば、不要な治療を受けなくてもすむわけです。

すなわち、Ａに該当する人は治療を受け、ＣやＤに該当する人は治療を受けないようにします。Ｂに該当する人は、どのような副作用があるかを事前に確認し、その副作用が許容できるものであれば治療を受け、そうでなければ治療を受けないようにします。

このようなグループ分けが治療前にできるようになれば、がんの治療は飛躍的に進歩します。しかし、残念ながら、まだそうした時代は到来していません。現在は、最大公約数的な治療、すなわち大規模な臨床試験で効果があったものが行われています（遺伝子検査を考慮して治療方針を決める場合もありますが、まだ発展途上の段階です）。

現在の治療は、抗がん剤を投与して副作用が出るようであれば、それに対してさまざま

な対応策を講じ、さらに何回か抗がん剤を投与することで抗がん剤の効果を検討します。そのようにして、患者さんがA～Dのどのグループに該当するかを調べているのです。

しかし、このような方法は、試行錯誤するのに時間がかかるため、苦しむ患者さんが出てしまいます。苦しむ患者さんを少しでもなくす工夫が必要になるのですが、現状ではとても難しいのです。その理由は、「試しに抗がん剤を使う期間」や「副作用を減らす試行錯誤のしかた」が医師の治療経験や技量によって異なるからです。

ただ、医師の治療経験や技量だけが理由ではない面もあります。抗がん剤治療の効果がなかったり、許容できない副作用が出る方（Bの一部の人、CやDの人）は、本来ならば、早急に抗がん剤治療をやめることが必要です。しかし、医師には「何とかしてあげたい」という思いが強く、いろいろな工夫をして粘ってしまうため、早急に治療をやめることができないのです。そして、患者さんもわずかな可能性に望みを託し、つらい治療でもがんばってしまいます。それが悲劇につながることもあるのです。こうして、効果がないうえに、副作用の後遺症が残ってしまうことがあるのです。

これらの問題に対して、次のことを覚えておいてください。

抗がん剤に希望を託してもよいのですが、どんな工夫をしても、その薬が体にあわない場合もあります。その場合は、切り札である抗がん剤であっても、やめる勇気をもつことが大切です。

また、がんが小さくなるかどうかはとても気になりますが、抗がん剤治療を受けているときに、自分らしい生活が送れているかどうかに注意を払ってください。

患者さんの日々の生活の幸せが最も大切なわけですから、たとえ薬が効いていても、自分らしい生活が送れないのであれば抗がん剤をやめるということも選択肢の一つになるはずです。

第3章

抗がん剤治療を受ける意味を家族とともに考える

1　抗がん剤治療を受ける意味とは

抗がん剤治療にはさまざまな面がある

抗がん剤治療に否定的な主張をよく目にするようになりました。しかし、抗がん剤治療と一言でいっても、がんがある部位や種類などによって、抗がん剤が果たす役割は全く違います。状況によっては、抗がん剤治療で完治することもあります。

抗がん剤治療を否定的にとらえる根拠の一つに、次のような考え方があります。

「抗がん剤でがんが小さくなっても再び大きくなるのだから、副作用という危険をおかしてまで抗がん剤治療を受ける意味はない」

受ける意味がないと安易に断言するのはよくありませんが、胃、肺、大腸、肝臓、乳房、子宮などの形のある臓器にできたがんにおいて、手術ができないほど広がった場合や、手術で切除した後に再発した場合には、抗がん剤治療では完治が難しいのは事実です。もちろん、抗がん剤によってがんが顕著に縮小し、最後に手術で切除できる場合もあります。しかし、その割合は低く、切除しても、その後に再発する可能性が高いのです。また、抗がん剤治療を続けると、抗がん剤が効いているうちはがんは小さくなりますが、やがて効かなくなると、がんは再び大きくなります。

私たち医師も、そのようなことを患者さんに話してから抗がん剤治療を行っています。「いつかは抗がん剤が効かなくなる」「副作用がある」という話を聞くと、患者さんは葛藤することになります。

抗がん剤治療に対して、次のように否定的に感じることがあるでしょう。

「抗がん剤を使っても、がんがまた大きくなるなら、治療を受ける必要はあるのか」

「がんではなく、抗がん剤で死ぬのではないか」

「抗がん剤でつらくて苦しい生活をするよりは、何もしないほうがいい」

「抗がん剤にあわせて生きるのは嫌だ」

その一方で、抗がん剤に対して、次のように肯定的にとらえることもあるでしょう。

「大切な家族のために、もっと長く生きなければならない」

「まだやりたいことがある。だから長生きしないといけない」

「抗がん剤治療を受けたからといって、すべての人がつらい思いをするわけではない」

患者さんは、こうした葛藤のなかで、抗がん剤治療を受けるかどうかを決めるのです。これまで説明してきた通り、抗がん剤は諸刃の剣であり、よくもはたらけば、悪くもはたらきます。

抗がん剤は、上手に使用すれば、患者さんの1日1日を支えることができます。しかし、抗がん剤治療を受ける前に、そのことを説明しても、なかなか正しく理解してもらえません。それは、患者さんが実際に治療を受けないと実感できないからです。

患者さんは葛藤した結果、わずかな完治の可能性や延命を目的として抗がん剤治療を選択する方もいれば、抗がん剤治療を希望せずに余生を過ごす方もいます。これらの結論は、治療を受ける方の立場や年齢や価値観や人生観などから出したものであり、それが正しいとか、間違っているというものではありません。

何のために抗がん剤治療を受けるのか

本章の最初に、抗がん剤治療に否定的な主張に、次のような考え方があることを紹介しました。

「抗がん剤でがんが小さくなっても再び大きくなるのだから、副作用という危険をおかしてまで抗がん剤治療を受ける意味はない」

私はこうした考え方に接して、改めて抗がん剤治療の目的について考えさせられました。この考え方を別の視点で考えると、次のようにいうことができるのではないかと思いました。

「抗がん剤治療をしても、がんで死ぬのだから、抗がん剤治療をする意味はない」

そして、さらにこのようにもいえるのではないでしょうか。

「人はいつかは死ぬのだから、治療をする意味はない」

ここまで話を拡大してとらえると、現在の医療は意味がないものになってしまいます。

私たちは、死を避けることができません。それならば、「少しでも長く生きてもらう」ことが抗がん剤治療の原点だと思うのです。しかし、医療によって1日でも長く生きてもらえるように支援しても、天災などによって亡くなってしまうこともあるでしょう。結局のところ、どうしたらよいかというと、私たちは日々を精一杯生きていくしかないのです。そのことをふまえると、**がん治療の根幹は、患者さんが日々生きていくのを支えることになるはずです。**すなわち、**1日でも長く生きてもらい、自分らしい生活ができるよう**

に支援する、ということです。

しかし、現状はどうでしょうか。命を長く延ばすことだけに視点が向きすぎてはいないでしょうか。そして、患者さんの日々の幸せをどうするかについて軽視されているように感じられます。

それが問題だと私は考えています。それを解決するには、治療を提供する医師と、治療を受ける患者さんの双方の努力が必要だと思っています。

患者さんは、「1日を生きることはどういうことなのか」、すなわち「生や死について」を真剣に考えることが大切です。とても難しい問題ですが、だからといって目をそむけてほしくありません。

最後に質問です。

「もし今日が自分の人生最後の日だとしたら、今日の予定は本当にやりたいことですか？」

これは、今は亡きスティーブ・ジョブズがスタンフォード大学の卒業記念講演のなかで述べた一節です。

「この質問に『ノー』という答えが何日も続くようなら、人生を変えていく必要がある」と彼はいっています。

試しに昨日のできごとを思い出してみましょう。嫌なことや不満に思うことがあったとしたら、この質問を自分に投げかけてみてください。そして、嫌なことを思いきってやめたり、嫌なことも楽しくできるような工夫をしてみてはいかがでしょうか。人によっては、抗がん剤治療を休むという選択も考えられるでしょう。

私たちは、常にこの質問を自分に問い続け、納得できるような生活をすることが大切なのです。

2　本人が納得したうえで治療を受ける

家族は本人の意思を尊重すること

がんの治療には、多数の選択肢があります。そのうち、どれを選択するかで悩むこともあります。治療を受ける方が高齢である場合は、家族は本人には適切な選択ができないと考え、家族が中心となって、主治医と相談して治療方針を決めてしまうことがあります。

もちろん家族は、「少しでも長生きしてほしい」という思いで治療方針を決めるのですが、それが裏目に出ることもあります。次の事例から、家族は何をすべきか考えてみましょう。

＊

Wさんは、60歳代で、卵巣がんの抗がん剤治療を受けています。卵巣がんは落ち着いてきたのですが、たまたま血尿が出たので、泌尿器科の医師にみてもらったところ、膀胱がんが見つかったのです。主治医からは「膀胱を全部とれば治りますよ」といわれ、家族からは「治るのだったら、がんばろうよ」と励まされました。

しかし、Wさんは卵巣がんの治療で体力が落ち、精神的にも疲れていました。しかし、医師や家族から強く勧められ、気は進まないものの、手術を受けることにしたのです。

Wさんは入院前日に、ある友人にこうもらしました。

「私は手術をしたくないの。体力も落ちているから、生きて戻ってこられないかもしれない。だけど、がんばるよ。しかたないの」

そして、入院して手術を受けましたが、手術はうまくいかず、もう一度手術を受けることになってしまいました。また、体の状態が非常に悪くなり、精神的にも限界がきて、かなり落ち込んでいました。医師からは「もう一歩だから、がんばりましょう」といわれ、家族からは「治るために、がんばるしかないでしょ」といわれるだけです。

ついにWさんは、すべての人に心を閉ざしてしまいました。治療にも協力をしなくなり、すべてを拒否したのです。医師や家族は「治療がつらい時期だから落ち込んでいるだけだ。治療を乗り越えれば、元気になる」と思っていました。

ある日、Wさんは入院前に気持ちをうちあけた友人に電話して、「私はこの病院で殺される。家族も主治医も、私の気持ちをわかってくれない。また手術を受けさせられる」と訴えたのです。友人はすぐさま病院に来て、話を聞いてくれました。それにより、Wさんは落ち着きをとり戻したのです。

＊

ここまでWさんを苦しめることになった理由について考えてみる必要があります。私たち医師は、治るかもしれない治療法があったら、患者さんに勧めます。家族も治ってほしいから同じようにその治療法を勧めるでしょう。その治療を受けても再発や副作用が起こる心配がなければ、多少強引に説得してよいとしても（本当は避けるべきですが）、がん治療はそうはいきません。どうしても、次のような不安が頭をよぎります。

「治療をしたけれど、再発するかもしれない」

「手術をしたけれど、その結果、思わぬ合併症で死んでしまうかもしれない」

こうした可能性がある以上、本人の気持ちをしっかりと聞いてあげることが大切です。

ところが、Wさんのケースでは、それができていませんでした。すべての原因はこの点にあります。家族から手術を勧められたときに、Wさんが自分の気持ちを素直にいわなかったからいけないと考える方もいるでしょう。しかし、Wさんがそうしなかった背景には、心のなかでこんな葛藤を抱えていたからではないでしょうか。

「今のままがいいのに、家族にその気持ちを伝えて説得しないといけない。治る治療法があるのに、受けたくないとはいいにくい。どうしよう。家族の思いや医師の善意に応えたほうがいいのではないだろうか」

こうした葛藤により、自分の気持ちを素直に伝えられないことが多いのです。このことを考えると、家族が最初にすべきことは、治療を勧めることではなく、本人がこの治療法についてどう思っているのかを聞くことなのです。

家族に求められるのは、静かに見守ること

治療法についてどう思っているかを聞くときは、中立な立場でいることが大切です。

「治療を受けてもらうように説得しよう」という気持ちではうまくいきません。**本人の気持ちに対しては意見を述べずに、ただうなずくだけでもよい**でしょう。ときには**抱きしめたり、一緒に泣いたりしてもよい**のです。そうすることにより、家族が「自分のことをわかってくれる存在」になります。このことは家族が患者さんを支援をするうえで大切なことです。

気持ちをきちんと聞いてもらえると、自分の考えを整理できる余裕ができます。その結果、「生きよう」という思いがわいてくれば、自分から治療を受けると決心してくれるかもしれません。治療を受けないという選択をするかもしれませんが、生きようとする力は、無理やり説得させられたときよりも強くあるはずです。ただ気持ちを聞いてあげることは、一見遠回りのように思えますが、実は問題解決の近道になることがあるのです。まるで、イソップ寓話の「北風と太陽」の話のようです。

ここまでの話をまとめます。がんの治療は、精神的につらいものですが、患者さんは**家族から無理に治療を勧められるよりも、自分のことを静かに見守ってほしい**と考えています。家族は、本人から治療について聞かれたときにだけ答えればよいのです。家族には、がん以外の楽しい話をしてほしいと思います。

もちろん、家族もがんの治療については気になるでしょう。しかし、治療について聞くとしても、「治療はつらくない？」「何か悩んでいない？」という程度でよいと思います。その一言で、患者さんが話したいことがあるときは、たくさん話してくれるはずです。

「もっと、きちんと薬を飲んでよ」

「何で治療を受けないの？」

このようにいっても、患者さんが従わないのは、自分でもしたほうがいいことはわかっているのですが、気持ちがまだその段階に到達していないのです。治療に関することは、主治医に任せておけばいいのです。

しかし、「余計なことはいわないようにしよう」と思っていても、つい口に出してしまいます。私も医師でありながら、両親に会うと「何で薬を飲まないの？」「何で検査を受けないの？」などといってしまいます。

家族だと、感情的に話をしてしまいがちですが、静かに見守るような姿勢で話せれば、患者さんの苦しみが和らぐことは間違いありません。完璧にできなくても、そう意識することが、よりよい治療に結びつくのです。

3　大切な人ががんになったときにできること

大切な人ががんになったときには、どのような支援をしたらよいのでしょうか。このようなケースの相談をメールで受けたことがあるので例示します。

＊

がんの妹さんをもつEさんのケースです。彼女は、今後の妹さんの治療をどうするかについて真剣に悩んでいました。私は、Eさんから妹さんをどのように支えたらよいかという相談を受けたのです。

治療を受けるのは、入院している妹さんなのですが、治療を受けるのがまるで自分であるかのように、治療の選択にも悩まれていました。そこで、私はメールで次のようにアドバイスしました。

Eさんへ

一緒にいてあげること。

タッチング（手をにぎったり、体をさすったりすること）をすること。

話を聞いてあげること。

これらのことだけで、自然に生きる力が出てきます。

誰かと一緒にいるという安心感が、生きる力につながります（近くに人がいるだけで、気持ちが落ち着くという経験があると思います）。そして、話を聞いてもらうことによって、混乱している考えが整理でき、今後どうしたいのかが見えてきます（人に話を聞いてもらって、落ち着いたという経験があると思います）。

逆に、元気にしてあげようとして何かをする必要はありません。気のきいたアドバイスをする必要はないのです。

できるだけ一緒にいてあげるようにして、タッチングをしたり、話を聞いてあげるようにしてください。そうすると、「もしかしたら、明日には死んでしまうかもしれない。でも、やっぱり生きていこう」というような「生きる力」が出てきます。まわりが変わったからそうなるのではありません。本人のなかで新しい価値観が見出されるのです。

私の患者さんにも、そのような「生きる力」が出てきた方はたくさんいらっしゃいます。私が意図的に何かをしたわけではなく、本人が変わっていったのです。

治療法を提示することによって、生きる力を引き出そうとする医師が多いですが、私はそれを勧めていません。患者さんが治療に依存するようになり、さらには生きる力が恐怖から生じたものになってしまうことが多いからです。

ただし、生きる力が出てくるまでにかかる時間には個人差があり、1〜2か月もかかることもあります。ですから気長に待ちましょう。どんな方にも、その力は秘められているので、妹さんを信じましょう。病気になった方は、看病している方が思っている以上に強いものです。ここまでつらい治療を乗り越えてきたことからも、それがわかるはずです。

お姉様にはしたほうがよいことがあります。それは、ご自身をケアすることです。介護者が元気でないと、よい看病ができません。どのような状況であっても、毎日少しでも体を動かしたり、好きな音楽を聞いたり、おいしいものを食べたりしてください。お姉様自身の話をほかの方に聞いてもらってもよいでしょう。そのように看病からくるストレスを発散することが大切です。
妹さんのことを考えると、とてもつらい気持ちになるでしょう。しかし、妹さんはここまでがんばってきました。その力は私たちの想像を超えるものです。それを考えれば、今の苦境も必ず妹さんは乗り越えられます。

すると、次のような返事が届きました。

先生へ
泣いてから不思議なくらい落ち着くことができました。もうとり乱し地点は通過してしまったかな。まだ行きつ戻りつするかもしれませんが。先生のお話では、本人の気持ちが大事ということですね。
今日は用事があって、日中は妹に会えませんでした。ひとりでどう過ごしていたかなと思いながら、夜病院に行きました。すると、妹から「主治医の先生と相談して抗がん剤治療をすると決めたよ」といってきました。早く治療を始めないといけないという不安もあるようなのですが、妹は自分で前に進んでました。

昨日は、口を挟まずに、話を聞くことにしました。私が発した言葉は、妹が「治療するると決めたよ」といった後に「決めたのね」といったことと、相づちの「うん」と「そうね」だけでした。その間、いろいろなことを話してくれました。本当にたくさん話したので、聞き流していないことがわかるように、うなずかなきゃって思ったくらいです。

相づちをうつだけで話を聞くと、こんなに違うんですね。しかも、相手の気持ちや考えがよくわかりますね。本人も話しながら気持ちが整理されていくようでした。

今回いただいたメールの「一緒にいてあげること」「タッチング」「話を聞いてあげること」を常に意識できるようにスマホにメモしました。私は自分の主張が強いので、治療は本人が主体であることを忘れないようにします。

＊

この事例のなかには、がんの方を支援するためのヒントがあります。

普段から気にかけること

無理に笑わせたり、励ましたりする必要はありません。病人扱いをして、何でもしてあげる必要もありません。病人扱いをすると、かえって患者さんから煙たがられることがあります。

患者さんは、**病人扱いはしてほしくないけれど、気遣ってほしい**のです。ですから、「あなたのことをいつも気にかけているよ」という気持ちを伝えることが大切です。顔を見たらあいさつをしたり、「つらそうだけど大丈夫?」と声をかけてあげましょう。相手から応答がないかもしれませんが、それを続けることが大切です。

家族は、近くにいるだけで患者さんにとって心強いのです。あるひとり暮らしの患者さんは、不眠で悩んでいました。しかし、家族と同居するようになっただけで、よく眠れるようになったのです。家族は何かをするのではなく、そばにいることが大切なのです。

大切な話はただ聞いてあげること

普段から気にかけていると、話をする機会が増えるはずです。日常の会話であれば気にする必要はありませんが、**大切な話をするときは意見を述べずに、ただ聞いてあげてください。**

患者さんが話をするのは、自分の気持ちをわかってほしいからです。そんなときに、聞き手が意見を主張すると、お互いがぶつかりあうことになるので、うまく話ができません。ですから、いいたいことが喉元まで出ていても、ぐっとこらえて聞いてあげてください。聞き手は相手がいうことを反復したり、うなずいたりするだけでいいのです。

患者さんが話すことを頭のなかでまとめるときに、間《ま》ができることがあります。そのようなときも、相手が話を始めるまで、じっと待ってください。会話に間があると、落ち着かなくなり、自分の話をしてしまうことがあります。しかし、大切な話では、間ができることが多く、そのときは自分の考えをまとめているのです。

すぐに結果を求めないこと

「せっかく元気になったのに、また元気がなくなった」

「あれだけがんばって話を聞いたのに、元気にならない」

このようなこともあるでしょう。**患者さんの感情は、３歩進んで２歩下がることが日常茶飯事**です。だから、**あせらずにゆっくりと前進**していきましょう。人によっては、感情が落ち着くまでに数か月かかることもあります。すぐに結果を求めないで、プロセスを積み上げていくことが大切です。そうすれば、必ずよい結果になります。

家族が心身ともに健康でいること

医師が患者さんのカウンセリングをするときは、冷静にできるから疲れません。しかし、家族間では、どうしても感情が強く入り、患者さんも家族もとても疲れてしまうことがあります。どうしても感情的になり、話しあいができないようでしたら、カウンセラーを介入させてもよいでしょう。家族もリフレッシュすることを忘れないでください。家族の精神状態が悪いと、患者さんを長期的に支援することが難しくなります。

がんになった方の力を信じること

がんになった方がもつ力は、私たちの想像以上です。とてもつらい手術に耐えたにもかかわらず再発してしまうと、患者さんのことがとても心配になると思います。しかし、これまでの経過を思い出すと、自分だったら耐えられないと思うようなことであっても、患者さんは乗り越えてきたのです。近くに、気にかけてくれたり話を聞いてくれる人がいれば、必ず乗り越えられるはずです。家族からみると、歯がゆく感じることも多いでしょう。しかし、家族はできることを実行し、それを積み重ねていくことが大切です。

コラム4　患者さんが手術を拒絶した理由

70歳代の直腸がんの患者さんで、手術にも十分に耐えられる方がいました。手術をすれば、完治すると予想されたので、手術を提案したのですが、「手術をしたくない」といわれました。

それに対して、私は医学的かつ論理的に手術の必要性を何度も説明したのですが、その患者さんは、徐々に手術を強く拒むようになってしまったのです。

その最大の原因は、私の会話の進め方にありました。

この方はひとり暮らしをしていて孤独であり、手術をすることへの不安がありました。しかし私は、そんなことはおかまいなしで、医学的かつ論理的に説得していました。その結果、患者さんは私のことを、「自分の苦しみをわかってくれない人」と認識し、手術を強く拒むようになったのです。

このような結果にならないようにするには、その患者さんが私のことを、「自分の苦しみをわかってくれる人」と思えるように会話を進めるべきでした。つまり、私が正論をいう前に、その患者さんの苦しみをしっかりと聞いてあげることが必要だったのです。

ご家族の方が治療法などを勧めるときは、この失敗を参考にしていただき、本人の話を十分に聞いたうえで話しあうようにしてください。

4　長く生きるために苦しみをなくす

長く生きるには、「長生きをするための原則」を知ることが必要です。その原則とは、「**苦しみを和らげ、そしてなくすことにつながる行為が、長生きにつながる**」という考え方です。このことを支持する医学論文もあり、そこには「がんの患者さんは、痛みをしっかりとり、精神的なカウンセリングを受けることで長生きできる」という内容が書かれています。

「長生きをするための原則」は、抗がん剤治療にもあてはまります。抗がん剤治療を受けて、苦しみがなくなっていくのであれば、そのまま治療を続ければよいのですが、治療を受けるたびに苦しみが増えるようであれば、副作用を減らす対応策をとったり、治療をやめることも考えないといけません。

抗がん剤治療は受けてみないと、どういった副作用が現れるかがわかりません。ですから、抗がん剤治療を受けているときは、苦しみが強くなっていないか、慎重に観察しなければなりません。

現在受けている治療や、家族が行っている支援が、患者さんの苦しみを和らげることにつながっていますか？　そのことを振り返ることが、大切な人に1日でも長く生きてもらうことにつながるのです。

残念なことに、多くの病院で行われている治療は、患者さんの苦しみに焦点があてられていません。本来は、患者さんの苦しみをとってあげることが一番大切で、抗がん剤治療はそれを支援するための手段の一つにすぎないのです。

痛み止めの量は医師と二人三脚で決める

痛みを我慢しながら、抗がん剤治療を続けている方がいます。しかし、これまで説明したように、治療を続けるのであれば、まず痛みをとることが大切です。そこで、ここでは痛みをとることについて詳しく説明します。痛み止めは、まずは非ステロイド性抗炎症薬（NSAIDs）を使用します。これは腰痛などでも使用する薬です。それでも痛みが十分にとれない場合は、モルヒネ製剤の使用を検討します。ただし、医師には、患者さんに適したモルヒネ製剤の量がわかりません。そこで、実際に使ってみて、痛みがなくなる具合を確認しながら、最適の量を決定します。

モルヒネ製剤の一つであるオキシコドンを例にとると、まずは最小の量から飲んでもらいます。それでも痛みが出たときは、追加してオキシコドンを飲んでもらいます。痛みがなくなったときの総量を1日に必要なオキシコドンの量と考えて、最終的に飲む量を決めます。たとえば、オキシコドン5㎎の錠剤を1日2錠飲み、それでも痛みが出て、頓服のオキシコドン2・5㎎を1日のうちに計4回使用して痛みがなくなった場合は、その人に必要なオキシコドンの1日の量は、（5×2）＋（2・5×4）＝20㎎となります。翌日からは、1日にオキシコドン5㎎を計4錠定期的に飲んでもらうようにします。

ここで知っておいてほしいのは、痛みがあるときに頓服の薬を飲まないと、その患者さんに必要な痛み止めの量がわからないということです。痛み止めの量は、医師だけでは決められないため、医師と患者さんが二人三脚で調整していきます。

痛み止めの副作用はコントロールできる

「がんだから、痛いのは当たり前」
「痛み止めは、副作用が怖いから飲まない」
「モルヒネを使うと、寿命が縮む」

このような考えの大半は、痛み止めの副作用を誤解したために生じた「思い込み」です。モルヒネ製剤の主な副作用は、飲み始めの時期に生じる吐き気です。それは一時的なもので、吐き気止めを使用することで、その大半を防げます。1週間ほど飲んでいると体が慣れてきて、吐き気は出なくなります。また、長期間飲んでいると、副作用として便秘になりますが、それも便を柔らかくする下剤を使用することで解決できます。モルヒネ製剤には、断じて寿命が短くなるという副作用はありません。また、抗がん剤が効いたら、モルヒネ製剤をやめることもできます。

「抗がん剤治療が効いたら痛みがとれると思うので、モルヒネは飲まなくても我慢できます。今はＮＳＡＩＤｓの痛み止めだけでいいです」

このようにモルヒネ製剤を飲むことを拒み、痛みを我慢する患者さんがいます。抗がん剤が効いて、がんが小さくなれば痛みは少なくなるので、抗がん剤治療を優先したいという気持ちはわかります。しかし、治療効果から考えると、よい方法とはいえません。なぜなら、痛みをとったほうが免疫細胞が活性化され、治療効果が上がるからです。

抗がん剤治療を受けながら、自分の好きなことがしたいという望みがある場合は、まずは痛みを止めることです。モルヒネ製剤ではがんはなくなりませんが、痛みがなくなると、自分がしたいことができるようになります。何度も痛みをとることの大切さについて書いていますが、それは、多くの方が痛みを止めることを後回しにする傾向があるためです。

コラム5　長生きに大切なのは前向きな気持ちと痛みがない状態

抗がん剤治療を受けることによって、どの程度生存期間が延びるかは、薬によって数週間から数か月、数年とさまざまです。

また、抗がん剤以外にも生きる期間に影響を与えるものがあります。それは、いかに前向きな気持ちでいられるか、そして痛みがない状態であるかということです。そのような状態をつくり出すだけで、数か月も生きられる期間を延ばすことができます。

以前、1か月ももたないと考えられていた状態で、半年先の孫の結婚式を見たいという強い思いから、結婚式まで生きた方がいました。このように生きる原動力となるような前向きな気持ちが長生きには大切なのです。

一般的には次のようなことをすることで前向きな気持ちになれるといわれています。

・仕事をする
・仲間と集まって食事をしたり、遊んだりする
・大切な人と旅行をする

抗がん剤治療を受けていると、副作用によって前向きな気持ちを保てなくなります。多くの方は、副作用に耐えながら治療を受け、その結

果、「日常生活は送れるけれど、何となく、だるくて、やる気が起きない」という状態になってしまいます。

多くの医師は、こうした状態を許容してよいものと判断しているようですが、私は許容すべきではないと思っています。

それは、抗がん剤の副作用によって、だるくて、やる気が起きなくなった結果、前向きな気持ちを失い、より長く生きられる期間を喪失させているからです（根治を目指す場合には、ある一定期間の抗がん剤の強い副作用は、やむをえないこともあるかもしれません）。

もし、抗がん剤治療による副作用によって、やる気が起こらないときは、主治医に相談してください。「やる気が起こる」ということは、抗がん剤治療を受ける以上に、長生きにつながるということをぜひ心にとめておいてほしいのです。

ちなみに、私は抗がん剤治療を受けている方に、「ちゃんと自分の好きなことはできていますか？」と聞いています。その答えが「いいえ」なら、私はそれができるように、患者さんと話しあって解決するようにしています。

5　余命宣告の受け止め方

正確な余命は医師にもわからない

よくこんな相談を受けます。

「半年から長くても2年くらいという余命宣告をされました。それをどのように受け止めればいいのか悩んでいます」

余命宣告は、患者さんにとても強い影響を与えます。その一言が頭から離れなくなり、常に不安を抱きながら日常生活を送ることになってしまいます。

ですから、余命を聞きたくない患者さんは、聞くべきではないのです。

逆に、余命宣告を受けたことによって、自分に残された時間を有効に使い、すべきことを計画的に行う方もいます。その意味では、余命の目安を知ることが本人のためになることもあるのです。

いずれにせよ、余命宣告は患者さんの一生を左右するので、医師は慎重にしなければなりません。しかし、このような配慮をすることなく、余命宣告をしてしまう医師がいるのも確かです。

しかし、医師であっても、余命を推測することは難しいのです。患者さんのなかには、「医師は余命がわかっているはずだ」と思い込み、執拗に聞いてくる方もいますが、実は余命ははっきりとわかっていないのです。

その理由は治療法の進歩にあります。大腸がんを例にとると、1970年代であれば、手術ができない段階の大腸がんの患者さんは、半年くらいしか生きることができませんでした。しかし現在では、そのようながんであっても、抗がん剤治療により、かなり長く生きることができるようになりました。また、抗がん剤が非常によく効く場合には、手術によって切除することにより、最終的には完治することもあります。

すなわち、以前は治らなかったがんも、薬がよく効く人はかなり長生きできるようになり、うまくいけば完治することもあるのです。しかし、そうなるかどうかは、実際に治療を始めてみないとわかりません。このように、現在では抗がん剤治療の進歩により、余命を推測することが難しくなったのです。

大腸がんだけではありません。肺がんや胃がんや乳がんなども新しい抗がん剤が開発されているので、どのがんに対しても同じようなことがいえます。

どうしても余命が気になる患者さんには、生存曲線というものから算出される5年生存率や生存期間中央値を参考にしてもらうことになります。

5年生存率とは、たとえば100人の人が大腸がんになったとして、そのうちの何人が5年以上生存したかを表す数値です。

生存期間中央値については、肺がんのステージⅣを例にして説明します。ステージⅣと診断された方の生存期間中央値は約7か月です。この7か月という数値は平均値ではありません。正確には患者さんが100人いたとして、そのうちの50番目の人が亡くなった時期を示しているにすぎないのです。つまり、実際にはもっと長く生きている人もいるわけです。

次に生存曲線について説明します。図3－1は、ステージⅣの生存曲線の例ですが、患者さんに抗がん剤を投与したグループと投与しなかったグループを比較したものとします。矢印の部分は100人中50番目の方が亡くなった時期で、前述の生存期間中央値になります。抗がん剤治療を受けているグループの生存期間中央値は7か月で、受けなかったグループの生存期間中央値は4か月です。治療を受けることにより、約3か月長く生きることができます。しかし全体をみると、抗がん剤治療を受けずに18か月以上生きている方もいれば、抗がん剤治療を受けて18か月以上生きている方もいます。生存期間中央値はあくまで参考値であり、どの程度生きられるかは個人差が大きいのです。

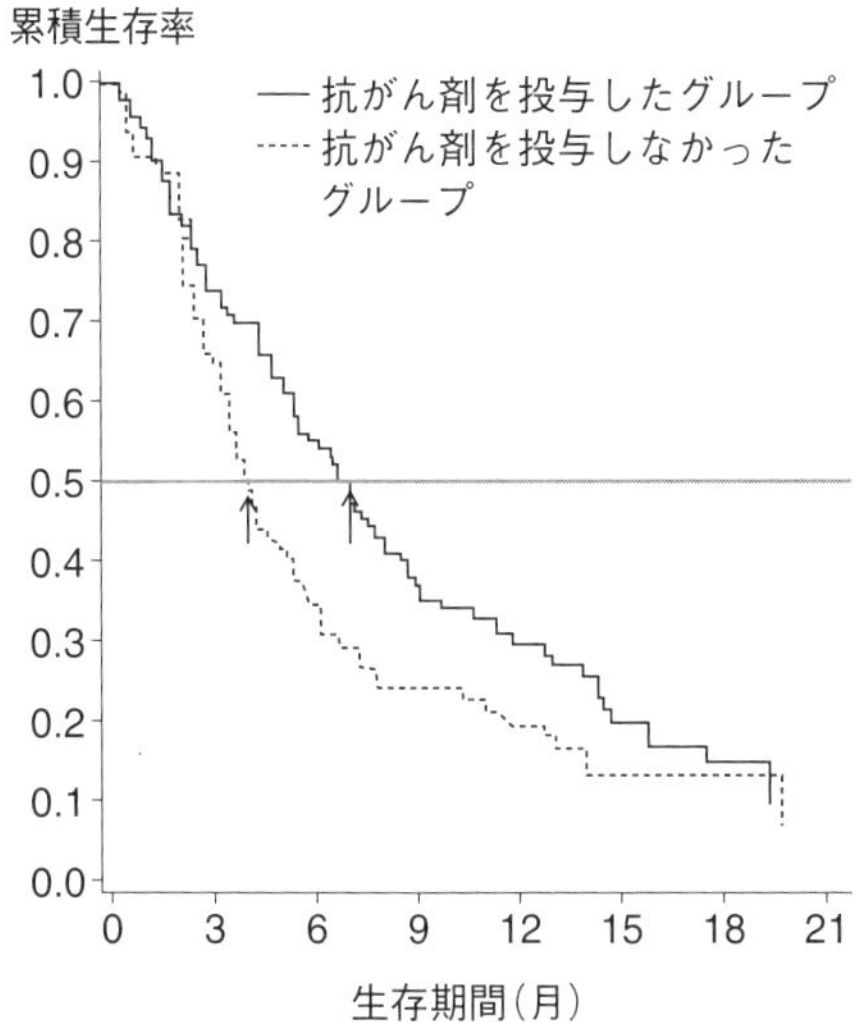

図3-1　ステージⅣの生存曲線の例

また、ステージⅣといっても、次のようにさまざまな病状の人がいます。

・肝臓に一つだけ転移している人
・肝臓や多くのリンパ節に転移している人
・肝臓に転移しているが、もともと寝たきり状態の人
・肝臓に転移しているが、活動的に生活している人

生存期間中央値や5年生存率は、このようなさまざまな状態の人のデータ

を集計したものなのです。したがって、生存期間中央値や5年生存率の数値を知ってもらうのはよいのですが、それを一個人にあてはめて余命を推測することはできないのです。

最近の医療は、新しい薬が目覚ましい勢いで開発されています。それを考えると、これまでは治らなかったがんも治るようになるかもしれません。慢性骨髄性白血病という病気があります。化学療法を行っても延命ができず、インターフェロンという薬で、ようやく10〜30％の人が長期に生存できる程度でした。しかし、2001年にイマニチブという分子標的薬が登場し、7年生存率が約86％と極めて高い治療効果を得られるようになったのです。分子標的薬とは、がん細胞の表面にある特定のたんぱく質を効率よく攻撃する薬です。正常な細胞へのダメージは少ないとされています。この薬が慢性骨髄性白血病の治療効果を劇的に変えたのです。

「あと1年の余命です」といわれても、その数か月後に新薬が出てがんが治るかもしれません。そのようなことだってありえるので、「自分はここまでしか生きられない」と決めつけるべきではありません。

がん以外にも、余命に影響するものがたくさんあります。極端にいえば、**がんになっていなかったとしても、1年後にどうなっているかは誰にもわかりません。だからこそ、余**

命を意識して過ごすのではなく、1日1日を全力で生きていくべきなのです。すなわち、今日をしっかりと生きていこうと考えるのです。そして、最高の1日1日を送っていけば、最高の1週間、最高の1か月、最高の1年を送れます。その繰り返しが最高の人生を送ることにつながるのです。

コラム6　分子標的薬によるオーダーメイド治療

がんの治療法は着実に進化しています。その一つが分子標的薬によるオーダーメイド治療です。分子標的薬については、肺がんの治療に用いられるイレッサという薬を例にとって説明しましょう。

イレッサは、手術ができない進行した肺がんに用いられます。当初はイレッサを用いたことによって、間質性肺炎という副作用で亡くなる方がいて、社会問題になりました。しかし、ＥＧＦＲという遺伝子に変異がある人には、イレッサがよく効くことが判明し、現在はそのような人に使われています。その結果、患者さんの平均余命は3倍近く長くなり、5年以上元気に過ごされる方も多くいます。ただし、分子標的薬だからといって、副作用がないわけではありません。副作用として、間質性肺炎、皮膚障害などが生じることもあります。しかし、ＥＧＦＲ遺伝子の変異に対する分子標的薬は、新しいタイプが開発されています。これによって、これまでの薬よりも、がん細胞の耐性が小さく、その結果、効果が長く続くものや、副作用が少ないものが出てくる見込みです。

肺がんのほかにも、各種がんの分子標的薬が開発されつつあります。よりよい薬が開発され、最終的には、がん細胞の増殖が抑えられる、副作用がない薬ができてほしいものです。

6　がんの告知のショックから立ち直る方法

主治医の意見は数多くある意見の一つ

医師が患者さんに、がんに関することについて伝えるときには、三つの重要な場面があります。

一つ目は、がんがあることを伝えるとき、二つ目は、治療をしているにもかかわらずがんが進行していることを伝えるとき、三つ目は、積極的な治療を中止するときです。

これらの場面では、医師には、慎重に言葉を選んでその事実を患者さんに伝えることが要求されます。しかし、その伝え方は、医師によってだいぶ異なるようです。患者さんが知りたくないにもかかわらず、「余命3か月です」と伝えてしまう医師もいます。そのような経験をした患者さんは、次のようにもらしていました。

「前の主治医から余命半年といわれて、ショックだったわ。あれから1年たって、今も元気なんだけど、余命半年の言葉が頭から離れないのよね」「これ以上の治療法はないからホスピスに行ってくださいといわれました。本当にホスピスに行くしか方法はないのでしょうか」

私は、患者さんの気持ちを考えずに、このように伝える医師には問題があると思います。前の項目で説明したように、余命というのは統計学上の数字であって、実際にはそれ以上生きている人がたくさんいます。「これ以上の治療法はない」というのは、「西洋医学ではそれ以上やるべきことがない」というのが正しい表現です。また、セカンドオピニオン（第4章4参照）を受けて、ほかの治療法を提案されるケースもあります。

主治医の意見は、何万人といる医師のなかの一つの意見であるとして、冷静に受け止めることが大切です。しかし、常に冷めた目で見ていては、主治医と良好な関係は築けないので、必要に応じて冷静に受け止めてほしいということです。

以前、次のような討論会がありました。患者さんの背景などを司会者が紹介したうえで、転移のある乳がんの治療方針について議論しました。

その結果、抗がん剤を使用することに関しては、ほぼ全員一致で賛成でした。しかし、手術で乳房を切除するかについては、手術しないと答えた医師が約60％、手術をすると答えた医師が約40％と、意見が分かれたのです。手術をするかどうかは、かなり重要なことなのですが、このような重要なことであっても、医師の意見が分かれることもあるのです。ですから、主治医の意見がすべてとは思わずに、状況に応じて、ほかの医師の意見を聞くことも大切です。

がんの告知によるショックはうつ症状となって現れる

医師ががんを告知するときに、どれだけ工夫して話しても、がんであるという事実は変えられません。したがって、嘘をつかない限りは、患者さんがショックを受けることは避けられません。しかし、嘘をつくと、必ずどこかでわかってしまうため、そのときは患者さんが不信感を抱くなど、さらに厄介な問題も生み出します。また、楽観的な展望を話してしまうと、その展望と現実のギャップで患者さんが苦しむことになります。それは、医師に対する不信につながり、治療を拒否するケースも出てくるでしょう。したがって、医師は、患者さんに伝えるべきことは伝えなければなりません。注意しないといけないのは、患者さんに事実を伝えると、患者さんは多少なりともショックを受けるということです。

この点について客観的なデータを示します。がんを告知されると、約10～40％の人がうつ状態になるといわれています。また、告知のショック後に立ち直る人がいる一方で、精神的な動揺が数か月から半年間も続く人もいます。がん告知後の1週間が最も落ち込みの強い時期であり、衝動的な行為に及ぶ人もいます。自殺のリスクは、がんを告知してから1週間が一般の人の約12・6倍、1週間後から1年以内が3・1倍です。ちなみに、がん告知から2年以上経過した場合、うつになる人の割合は一般の人と同じくらいになります。いずれにしても、告知を受けた直後は、患者さんの心の状態を周囲の人が気にかける必要があります。また、時間が経過することで、がんに伴うさまざまな問題が解決していきます。ショック状態が一生続くわけではありません。そして、**人に話を聞いてもらうことが、ショック状態から立ち直るまでの時間を短縮してくれます**。

うつ症状で精神科を受診すると、抗うつ薬が処方されますが、それは根本的な解決にはなりません。もちろん、抗うつ薬を飲むことはよいのですが、必ず人に話を聞いてもらうようにしてください。また、がんに伴う痛みや、抗がん剤治療の副作用をとることも大切です。それらも、心の状態を悪化させる危険要素だからです。

認知症の患者さんに告知をするべきか

認知症の患者さんにどこまで話すかは、ケースバイケースです。ほとんど記憶することができない場合は、がんであることを伝えなくてもよいでしょう。しかし、判断力や理解力などがある程度保たれていて、記憶力に障害がある場合は、どこまで話すかは判断に苦しむところです。そのようなケースでも、ある程度のことは話さなければならないでしょう。むしろ、話した後に治療方針を含めて、どのような対応をしていくかが問題になります。このようなケースでのご相談のメールをいただいたことがありますので、そのやりとりを例示します。

＊

先生へ

私の母は十二指腸乳頭部がんです。手術の適応にならず、残る治療は抗がん剤または対症療法といわれています。抗がん剤治療を受けさせたいのですが、母は脳内出血を起こしたため、右側麻痺があり、失語状態で認知症もあります。主治医の先生が心配しているのは、抗がん剤治療の副作用を母が理解できるかということです。母は治療についで不安に感じているようです。母の認知症は、記憶力の低下を伴うまでに進んでいます。また、脳内出血の後遺症で失語状態なので、いいたいことをうまく表現できません。母のような状態で抗がん剤治療を受けられるのでしょうか？

このメールに対して私は次のように返信しました。

Dさんへ
アドバイスをする前に知っておいてほしいことがあります。がん治療では、「家族がしてあげたいこと」と「本人がしてほしいこと」が違っていることがあります。患者さんの本心を聞いてみると、「本当はつらい治療は受けたくない」という場合もあります。抗がん剤治療を受けるかどうかを決める前に、お母様が何を望んでいるのかを知ることが大切です。
まずは、不安な気持ちをとってあげましょう。先行きが漠然としていると、ストレスが強くなります。とはいうものの、細かな説明をしても理解してもらうことが難しいかもしれません。私の患者さんでも、同じような状態の方がいますが、私はこういって安心してもらっています。

「大丈夫。心配しなくても大丈夫。みんながついているから大丈夫」

患者さんは人とのつながりを感じると、安心できるものです。そこから先はケースバイケースなのですが、がんの方は概して孤独で不安を抱えているので、「自分はひとりではない」「孤独ではない」と再確認してもらうことが大切です。抗がん剤治療を受けるかどうかは、これらのことをしてからの話です。

抗がん剤治療についてですが、このがんに対して保険診療では認められている薬ですが、劇的な効果は少ないことと、認知症で副作用を表現することが困難であることを考慮すると、抗がん剤を使用するメリットは少ないと考えられます。現段階では、不安な気持ちをとってあげることを優先したほうがよいかと思います。

＊

このように認知症の方のがん治療は、その状況における最善の方法を考え、周囲の人と協力して進めていきます。がんにかかっている方の心のケアはひとりだけではできないため、いろいろな人の力を借りて行っていくことが大切です

コラム7　高齢者の入院には認知症や寝たきりの予防を

入院すると、ベッドの上で横になる時間が長くなります。高齢の方がベットの上で安静にしていると、認知症が急に進んだり、寝たきりになってしまうことがあるため、注意が必要です。わずか2日程度で、そのような状態になることも珍しくありません。

そのため、家族の方が病院に来たときは、上体を起こしてもらって会話をしたり、病院内や周囲を一緒に歩いたりしてください。患者さんは痛がったり、つらそうなそぶりをみせるかもしれませんが、認知症や寝たきりを予防するうえでとても大切なことなのです。

病状によっては、ベッドの上で安静を強いられることもあります。安静にしつつ、ベッドの上でもできるリハビリを病院が提供してくれることもありますが、入院直後からリハビリを提供できる病院はまだ少ないようです。

入院から最初の数日で、認知症の進行や寝たきりの度合いが決まるといっても過言ではありません。ですから、入院直後こそ、家族が全力で対応することが大切です。いったん認知症や寝たきりの度合いが進んでしまうと、回復することがとても難しいため、入院直後の数日は積極的に会話をしたり、運動を促すように、家族も協力してください。

7　がんになったことを小さな子どもに伝えるべきか

子どもにはがんであることを伝える

がんになった患者さんに小さな子どもがいる場合、自分ががんであることを子どもに伝えたほうがよいかどうかについて考えます。このテーマはとても難しく、簡単には結論が出せない問題です。しかし、小さなお子さんがいる患者さんには、避けて通ることはできません。ここでは、最低限知っておいてほしいことをご紹介します。

最初に結論からいいます。

命にかかわるがんである場合は、子どもに伝えてください。

伝えるときには覚悟が必要です。一時的に学校に行けなくなるほど、落ち込むことがあるからです。そのため、伝えた後のケアがとても大切になります。

絶対避けなければならないことは、親ががんであることを、子どもが偶然耳にしてしま

うことです。なぜなら、親などの大人から十分な説明を受けずに、親ががんであると知ってしまうと、子どもは次のように思ってしまうからです。

「私もがんになるの？」

「私のせいでがんになったの？」

「誰が助けてくれるの？」

子どもは、これらの疑問にどのように対応してよいかわからず、誰にも相談できずにひとりで悩みを抱え込んでしまいます。

「話すには小さすぎる」

「がんのことを話しても、わからないだろう」

「ショックで不登校になってしまうかもしれない」

「楽しい思い出だけを残してあげたい」

このような思いから子どもに伝えることを先送りしていると、親が伝える前に子どもが知ってしまうかもしれません。子どもは、感じたことや思っていることを大人のようにうまく表現できないだけで、周囲で起きている変化に敏感です。大人が気づいていないことでも、いち早く察知していることも多いため、子どもには自分ががんであることを、何らかのかたちで伝えてください。

事前にがんであることを知らせていないと、実際に親の死に直面したときに、子どもは心の準備ができていないまま向きあうことになります。それが子どものその後の成長に大きく影響してしまいます。

小さな子どもに伝えるべき内容とは

自分ががんであることを、家族や周囲の人に伝えることは悩ましい問題です。ましてや、小さな子どもにわかるように伝えるには、どのような伝え方をすればよいのかとても難しいと思います。しかし、子どもの未来のためにはとても重要なことなのです。

理想的には、次のことを伝え、子どもと気持ちを共有することが大切です。

「子どもが、親から愛されていること」
「どうして愛されているかを知ってもらうこと」
「亡くなってしまったとしても、子どもの心のなかにずっと居続けること」

このような問題については、「Hope Tree」（https://www.hope-tree.jp）に参考となる情報があります。

とても難しい問題ですが、子どものために真剣に考えていかなくてはなりません。この問題はひとりで抱え込まずに、主治医にも相談してください。

コラム8　がんは家族全員の問題

家族ががんになると、その家族は「第二の患者」になるといわれています。子どもは、がんに関する知識をほとんどもたないため、後になってから悪影響をもたらすことがあります。高校生のNさんから、次のようなメールをもらいました。

＊

先生へ

私は、先生のメルマガに登録していた者の娘です。母は今年の2月、乳がんで亡くなりました。肝臓に転移してしまったためだと後で聞きました。母がいなくなってから4か月が過ぎましたが、いまだに信じられません。毎日一緒にいた母が、今はいないと考えると、涙が止まらなくなります。私は本当に自分勝手で母を怒らせてばかりいました。もっと母のことを考えてあげればよかったと後悔しています。

母が亡くなったショックで、私は10kg以上も体重が落ちてしまいました。成長期なのに、ここまで一気に減ってしまうと、健康上問題があるのではないかと心配です。これ以上不健康になり、私もがんになることは避けたいです……。どうしたらよいでしょうか？

私からは次のように返信しました。

Ｎさんへ

お母様を亡くされたとのことですが、お母様のご冥福をお祈りいたします。

ご質問にお答えします。ちゃんとした生活習慣を身につければ、がんの大半は予防できます。今からでも遅くはないので、大丈夫です。また、Ｎさんは、今とてもつらい状況にいると思います。「もっといい子でいたらよかった」と思っているとのことですが、どれだけ親孝行をしていても、子どもはそう思うものです。また、親不孝と思えることも、親にとってはかわいい子どものすることですから、大丈夫です。そのことは、いずれわかります。

今の悲しみを乗り越えたら、体重はちゃんと戻ります。今は一時的に体重が落ちても気にしないでください。むしろこの時期は、悲しいときはしっかり泣いて、感情を解放してあげることが大切です。また、話を聞いてもらえる人がいたら、聞いてもらうようにしてください。

この苦しみを必ず乗り越えて、安らかな気持ちでお母様のことを思える日がやってくることを願っています。

＊

このように家族ががんで亡くなると、自分もがんで死ぬのではないかと思い込むことは珍しくありません。がんになるということは、がんになった本人だけの問題ではなく、家族の問題でもあるのです。だから、家族全員ががんについて正しい知識をもつことが必要なのです。

8　がんになったときに乗り越えないといけない苦しみとは

がんになると、さまざまなことで悩み苦しみます。それらは、がんそのものが原因の場合もありますし、抗がん剤治療の副作用が原因の場合もあります。

具体的には、がんと向きあうときに直面する「身体的な苦しみ」「精神的な苦しみ」「社会的な苦しみ」「スピリチュアルな苦しみ」があります。

これらの四つの苦しみに直面したら、どのように対処したらよいのでしょうか。それぞれについて説明していきます。

身体的な苦しみ

「がん＝痛い」というイメージがありますが、実際はそうではありません。がんによる痛みで困っている人のうち、85〜95％の人は痛みをうまくとれるといわれています。それも、どこの病院でも処方できる痛み止め（モルヒネ製剤も含みます）で、大きな副作用もほとんどなく対処できるのです。しかし、85～90％の人は痛みをとれるはずなのに、実際には40～50％の人しか痛みがとれていないといわれています。その理由として、次のようなケースがあります。

・医師に痛みを伝えられずに我慢してしまった
・痛み止めをもらっても、副作用が怖くて飲まなかった（実際には大きな副作用が出る頻度は少ないです）
・痛み止めを何種類かもらったが、使い分けがわからず適切に飲めなかった
・痛み止めによる副作用（吐き気など）を経験してしまったために、飲みたくなくなった（実際には、一部の方に強い副作用が出ることもありますが、工夫により大半の副作用をとることができます）
・痛み止めの量が不十分なだけなのに、薬自体が効かないと誤解して、飲まなくなってしまった（その人に適した量を飲むことが大切です）

これらの原因の根底には、患者さんの痛み止めに関する知識が不足していることや、医師が患者さんの痛みを重視していないことがあります。**痛みはとることができるので、主治医、薬剤師、看護師に相談してください。**

そうはいっても、「副作用が怖い」「この薬を飲むと寿命が短くなるような気がする」というような不安があるでしょう。そのときは、医師に相談してください。大半の心配事は思い込みであることに気づくでしょう。

●痛みがない状態が生きる力を呼び起こす

痛みがやる気を削いでしまうということは生理学的にも証明されています。痛みがあるとやる気を起こすホルモンが出なくなるのです。痛みを我慢していた後に、痛みがなくなるまでしっかり薬を飲んだ方は、「治療に前向きになった」「好きなことを再びできるようになった」という感想をもつことが多いようです。つまり、**痛みから解放されると、生きる力が出てくる**のです。はじめから正直に主治医に痛みのことを伝えておけばよかったという方もいます。しかも、2010年に、驚くべき論文が発表されました。

「ニューイングランド・ジャーナル・オブ・メディシン」という有名な学会誌に載った論文では、肺がんの患者さんに通常の抗がん剤治療をしたグループと、通常の抗がん剤治療に痛み止めを積極的に使用したグループの生存期間を比較しました。その結果、痛み止めを積極的に使用したグループのほうが長期間生きることができたのです。長生きするためには痛みを我慢し続けるのではなく、痛み止めを使用することが大切です。

●モルヒネ製剤を飲んでも中毒にはならない

健康な人がモルヒネなどの医療用麻薬を飲むと中毒になります。その原因となる物質はドパミンで、モルヒネがドパミンの分泌を促進するからです。しかし、痛みがあるときは、κ《カッパ》作動性内因性物質が分泌されており、ドパミンの分泌は阻害されます。このため、モルヒネ製剤を飲んでも中毒にはなりません。便秘などの副作用はありますが、日常生活の工夫や薬で解消できるものです。

●痛みを我慢することは、百害あって一利なし

痛みは、患者さんを負のスパイラルに陥れる原因となります。そして、モルヒネ製剤は、患者さんを本来のあるべき姿に戻す、生きるための薬だと自信をもっていうことができます。モルヒネ製剤によって命に危険が及ぶということは、現代の医学からは考えられません。

これまで、痛みは薬でとることができると説明してきましたが、薬だけが痛みをとるす

表3-1　痛みの感じ方を変えるもの

痛みを感じやすくさせるもの	抑うつ　倦怠感　孤独感　不眠　疲労　不安　悲しみ　怒り
痛みを軽減させるもの	十分な睡眠　不安の解消　ふれあい　創造的な活動　笑い　リラックス

べてではありません。ここで、ひとり暮らしのがん患者のHさんの事例を紹介します。

＊

Hさんは痛みを訴えて、病院に来られました。非常に痛そうな顔をしていて、冷や汗も出ています。入院すると、強い痛み止めを使ったわけではないのに痛みが落ち着きました。数日間、様子をみて、痛みが出ないことを確認して退院しました。その後も、痛みを訴えて何度も受診に訪れ、そのたびに入退院を繰り返しました。ところが、あることを転機に受診の回数が減ったのです。あることとは、息子さんとの同居が決まったことでした。

＊

この事例から、痛みには感じやすさがあることがわかります。同じ痛みでも、そのときの状態によって強い痛みと感じたり、痛くないと感じたりするのです。

このように痛みを感じやすくさせたり、軽減させるものには、表3－

1のようなものがあります。

視覚、聴覚、触覚など、痛覚以外に意識を集中させることにより、痛みの感覚を遮断することができます。Hさんの場合は、ひとりでいることの不安が痛みを助長させていたと推測できます。

次に膵がんのFさんの事例も紹介しましょう。

＊

Fさんは、痛み止めの薬を使ってもなかなか痛みがとれず、うずくまっていました。苦痛の様子を見かねて、お腹をさすってあげたところ、痛みが和らいだようで眠ってしまいました。目が覚めたときに、「お腹をあんなふうにさすられたのは、何十年ぶりだろう。すごく気持ちがよかった」といわれたのです。

＊

このように、痛みをとることができるのは薬だけではないのです。「ふれあい」という極めて単純なことでも、薬にも劣らない力を発揮することがあります。

精神的な苦しみ

がんになると、誰もがショックを受けます。生きる力が低下し、何もする気がなくなり、うつ状態になる場合もあります。このような症状で精神科にかかると、ほとんどの場合、抗うつ薬を処方されて終わりです。しかし、本当に大切なことは、薬によって気持ちを楽にすることではありません。がんになったことで、**それまでよりどころにしていた価値観が壊れるので、新しい価値観を見出さなければなりません**。そのためには、**自分の苦しみを人に聞いてもらうことが大切**なのです。

たとえば、仕事一筋で働いてきた人が、がんにより以前のように働けなくなったとします。すると、仕事がすべてという考えが揺らぎ、よりどころとする価値観が壊れて、やがて自分を無価値に感じるという苦しみを味わいます。そのときに、抗うつ薬を処方されたらどうなるのでしょうか。薬によって気持ちは楽になります。しかし、それはつらいときにお酒を飲んだときのように、何となく気持ちよい感じになるのと同じです。肝心の問題は解決されていないので、酔いがさめたら、またつらくなります。精神的な苦しみもこれと同じです。自分がよりどころとする価値観を見出さないと問題は解決しません。

では、どうしたら新たな価値観を見出すことができるのでしょうか。それは、人に話を聞いてもらうことです。すぐに問題が解決できるとは限りませんが、**人に話を聞いてもらうことが唯一の方法**なのです。ですから、カウンセリングなどの話を聞いてもらう環境を整えたうえで、薬を処方してもらうとよいでしょう。精神的な苦しみは、薬だけでは解決しないことが多く、むしろ薬だけに頼ってしまうと思考力が低下し、新しい価値観を見出すことが妨害されることすらあります。

社会的な苦しみ

がんになることにより、会社をやめざるをえなくなったり、差別を受けたりすることがあります。

残念ながら、この苦しみを解決する手立ては、今のところ十分ではありません。しかし、ひとりで泣き寝入りせず、いろいろな人に援助を求めて、解決策を探すことが大切です。ソーシャルワーカーや自治体に相談したり、場合によっては弁護士に相談してもよいでしょう。

スピリチュアルな苦しみ

スピリチュアルという言葉を聞くと、人によってさまざまなイメージをもつと思いますが、ここではスピリチュアルな苦しみを「自分の存在と意味の消失から生じる苦痛」と定義します。この苦しみをもつ人は、次のように物事をとらえてしまいます。

「先がないのに、こんなことをしてもしょうがない」
「これから私はどうなるのか」
「私の人生は何だったのか」
「人の世話になってみんなに迷惑をかけているし、早く死んだほうがましだ」
「自分で自分のことができないのは、もう人間じゃない」
「何の役にも立たないから、生きている価値がない」

このようにスピリチュアルな苦しみは、がんになることによって、自分が無価値だと感じたり、生きることを無意味に感じたり、孤独を感じることから生じます。それぞれの特徴や対処法について説明していきます。

●自分が無価値で無意味に感じる苦しさ

がんになることによって、これまでできたことができなくなり、自分が無価値で無意味な存在だと感じてしまいがちです。このような苦しみを理解するには、私たちがどのようなことに価値を置いて生活しているのかについて考える必要があります。私たちの生活には三つの価値があるといわれています。

一つ目は、使用価値です。たとえば、ホワイトボードは会議などで使えるから価値があります。しかし、会議が一切ない会社にとっては価値はないわけです。私たち医師も同じです。私は医師として人を治すことができるから使用価値があるのです。しかし、その能力がなくなってしまったら、医師としての使用価値を失います。

二つ目は、交換価値です。一番わかりやすい例はお金です。お金自体には何の価値もありません。お札は印刷されたただの紙片です。しかし、ほかのものと交換できるから価値があるのです。

三つ目は、存在価値です。存在すること自体に価値があります。たとえば、家族を思い浮かべるとわかるでしょう。家族を使用価値や交換価値で評価していますか？　いいえ、家族は存在価値があるから大切なのですね。

これらの三つの価値があるとしたうえで、私たちが生活している資本主義社会について考えてみましょう。資本主義社会では、使用価値と交換価値が評価の対象になります。存在価値などはあまり気にとめられません。社会でそれなりの役目を果たしているときは、使用価値と交換価値だけに頼って生きていても不都合は生じません。しかし、病気になったり、高齢になると、今まで自分でできていたことができなくなり、それまでよりどころにしていた使用価値と交換価値が自分自身を苦しめるのです。そして、次のように思ってしまうのです。

「自分の着替えさえできなくなってしまった。社会の厄介者だ」

「家族を支えることができなくなってしまった。もはや役立たずだ」

しかし、このようなときは、次のように冷静に考えることが大切です。

「人間である以上、病気になったり、体が弱ったりするのだから、使用価値や交換価値をよりどころにすること自体が間違いではないか？」

このことに気づいてほしいのです。ここが大切なポイントなのです。そのことが、おぼろげながらにわかってくると、苦しみから解放される一歩につながっていきます。

「人間として生まれた以上、小さなことでも、感謝して生活していくしかないのでは？」

このような新しい価値観が見出されます。周囲が変わるのではなく、自分自身が変わるのです。新しい価値観が生まれるまでの過程はとてもつらいのですが、それを乗り越えたときに、新しい価値観ができます。新しい価値観を見出すときには、「自分の苦しみを人に聞いてもらうこと」と、第5章で紹介する「感謝をすることで心の不安をとる方法」を試してみてください。

●将来への展望が見出せなくなる苦しさ

がんによって死ぬかもしれないと思うことにより、将来があやふやになり、自分がよりどころにしていた価値観が壊れます。また、今生きている意味がわからなくなってしまい、無力に感じます。そして、次のようなことを感じたりして苦しみます。

「先がないのにこんなことをしてもしかたがない」

「これから私はどうなるのか」

この苦しみを乗り越えるには、これまでの自分の生き方、すなわち人生は何だったのかを振り返ることが必要になります。自分のこれまでの人生に本当に意味があり、価値があったかを自問しながら悩み、その過程を通して自分史をまとめていきます。

その結果、新しい価値観が見出され、新たな生きる意味を発見できるようになります。その新たな生きる意味とは、**「自分史をまとめる」「やり残したことをやり遂げる」「感謝する」「死を越えた将来への旅立ちの準備」**などといったものです。

しかし、これまでの人生を振り返り、自分史をまとめることは、ひとりではとても難しいことです。ここでも、「自分の苦しみを人に聞いてもらうこと」と、第5章で紹介する「感謝をすることで心の不安をとる方法」を試してみてください。

●孤独を感じる苦しさ

がんになって、他人との関係がなくなると、孤独を感じます。この苦しみを乗り越えるには、家族や友人との関係を強くし、孤独や不安を癒すことが大切です。これには、他者との適切なかかわり方を模索し、真の信頼と安心を得られる関係をつくる必要があります。具体的には、人に話を聞いてもらったり、自然のなかで心身を解放することが、この苦しみを克服するために必要です。患者さんの家族にしてほしいことは、常に一緒にいてあげることやタッチングです。すなわち、この苦しみを解決するには、**「人や自然とのかかわり」**が**必要不可欠**なのです。

このスピリチュアルな苦しみは、多くの人が経験するものです。ここでも、「自分の苦しみを人に聞いてもらうこと」と、第5章で紹介する「感謝をすることで心の不安をとる方法」を試してみてください。

9　自分の死の迎え方を考えておく

死に方を考えることは、生き方を考えること

近年、元気なうちに自分の死に方を考え、命の遺言書である「リビングウイル」を書いておく人が増えてきました。どういった死を迎えるにしても、自分の死に方を考えることはとても大切です。死に方を考えることは、生き方を考えることでもあるからです。生き延びることばかりを考えていると、人生にとって大切なことが何であるかがわからなくなることもあります。

ですから、がんであるか否かにかかわらず、誰もが死に方について考えておいたほうが

よいでしょう。時々は、次の二つのことについて考えてみましょう。

一つは、自分が死ぬときに何を思うかについて想像しておくことです。もっと仕事で結果を出して、出世したらよかったと思うでしょうか。もっと好きなことをやっていればよかったと思うでしょうか。家族と一緒に過ごす時間をもっとつくればよかったと思うでしょうか。

人生は有限です。がんになると、そのことを今まで以上に強く感じます。そのうえで、現在の日々の生活が思い出に残るかを自身に問いかけてみてください。

また、最高の1日はがんを治すことによって得られると思っていませんか？ しかし、がんが治ったからといって最高の1日が来るとは限りません。がんであっても、最高の1日はつくることができます。

もう一つは、死ぬときにどうしてほしいかについて考えておくことです。

いつか来る死を患者さんと家族の方が受け入れることは容易ではありませんが、話しあっておくことが大切です。死はどんな人にも必ず訪れます。そのことを患者さんも家族の方も考えておくことで、死の不安を軽減し、よりよい1日につなげられるのです。

毎日顔を合わせているから、家族は望んでいる死に方を察してくれているだろうと思っているかもしれませんが、きちんと伝わっていないこともあります。その結果、お互いを思いやっているにもかかわらず、気持ちに行き違いが生じたり、十分な配慮をしてもらえなかったりすることがあります。患者さんがしてほしいことと、家族がしてあげたいことが違うことがあるので、きちんと話しあってほしいのです。

尊厳死を望む場合は書面に残す

昔と違って死に直面したときには、病院からいろいろな選択肢を提示されます。がんで亡くなるときに、患者さんと家族の方が事前に合意していれば、延命措置を行わずに、自然に看とることができます。その合意がない場合は、呼吸や心臓が止まれば、心肺蘇生をして、延命措置を行うことになります。

尊厳死とは、このような延命措置を断って自然死を迎えることです。尊厳死を望む場合は、自分の意思をはっきりとさせておかないと、病院のマニュアル通りに処置されてしまいます。患者さんや家族の方は、これまでがんばってきたのですから、最後のこともしっかり考えておいてください。

患者さんが家族に尊厳死を希望していることを話すときは、向きあって話すよりも、散歩でもしながら並んで話すと、すっと言葉が出てきますし、本音が出やすくなります。

家族に直接話すのが難しいと感じたときは、家族に宛てた手紙を書きましょう。また、医師に頼んで、自分の意思を家族に説明してもらってもよいでしょう。

そして、家族の間で尊厳死について合意できた場合は、書面に残しておきましょう。これは、話しあっただけでは、残念ながら実行されないこともあるからです。書面に関しては、一般社団法人日本尊厳死協会に入会し、「尊厳死の宣言書（リビングウイル）」という書類にサインするという方法があります。

日本尊厳死協会では、治る見込みのない病気にかかり、死期が迫ったときに「尊厳死の宣言書」を医師に提示して、人間らしく安らかに、自然な死を遂げる権利を確立する運動をしています。「尊厳死の宣言書」の主な内容は次の通りです。

・不治かつ末期になった場合は、無意味な延命措置を拒否する
・苦痛を和らげる措置は最大限に実施してほしい
・数か月以上にわたり、植物状態に陥った場合は、生命維持措置の使用をやめてほしい

しかし、書面の形式に固執することはありません。同じようなことを自分が準備した紙に書いて、それを家族と医師に提示するだけでもよいのです。

コラム9　がんになっても工夫しだいで仕事は続けられる

がんのことばかり考えていると精神的なストレスになるため、がんである人にこそ、生きがいや生活の安定のために働く場が必要です。しかし、「がんになると働けない」と考えている患者さんや雇用主が多くいます。

　仕事を続けられる可能性が十分あるのに、今後もがん治療が続くと考えただけで、仕事をやめようとする方がいます。また、がんを理由に解雇されるケースもあります。患者さんや雇用主には、がんであったとしても、工夫しだいできちんと働ける場合があることを理解していただきたいのです。

　仕事をやめてしまうと、がんのことを考える時間が長くなり、精神的なストレスが増えますし、経済的な問題も出てきます。

　仕事をやめるという判断をひとりでせずに、必ず職場の上司や周囲の人に相談してください。病状や副作用について報告し、勤務時間を短縮したり、負担がかからない部署に異動させてもらうなど、なるべく仕事を続けられる環境を整えてもらうことが大切です。

　とても難しい問題ですが、多少の迷惑がかかってしまっても、可能であれば、働き続けるようにしてください。

第4章

がん治療で直面する さまざまな問題を解決する

1　がんになったときは誰かに相談する

がんになったら、治療のことだけを考えればよいわけではありません。治療を受けるための費用をどうするか、仕事と治療が両立できるかどうか、家族との関係をどうするかなど、患者さんを悩ますことがたくさんあります。ひとりで悩んでいる方も多いのですが、思いきって相談したら解決策が見つかることもあるため、まずは誰かに相談することが大切です。

がん治療の費用が足りないとき

経済的な事情で、抗がん剤治療を断念しなければならない方が増えてきています。私が担当する患者さんでも、そのような方がいます。がんに対する有効な治療法が残っているにもかかわらず、治療を断念しなければならないことはとてもつらいことです。しかし、治療を優先したために生活が破綻してもいけません。

では、経済的な問題に直面したときにはどうすればよいのでしょうか。まずは、誰かに相談することです。一般的に、患者さんは、次の方に相談することが多いようです。

・家族や親族
・加入している保険会社
・ソーシャルワーカー
・各自治体の相談窓口

病院によっては特別な支援をしているところがあります。社会福祉法人に属する病院であれば、無料低額診療事業を行っていて、医療費を免除できることもあります。また、周囲の人に迷惑をかけたくないという理由で、親族には黙っているケースも多いようですが、相談してみると、思いがけない援助が得られることもあります。いずれにしても、選択肢を多くして、解決策を見つけることが大切です。

意外かもしれませんが、医師に相談しても解決策が見つかることがあります。薬を変更することで、医療費の自己負担が減ることもあります。術後補助化学療法で使われるレボホリナート・テガフール・ウラシルという薬を例にとって考えてみましょう。この薬は副作用も少なく、自宅で服用することができて便利です。しかし、値段が高く、薬剤費だけでとても高額になることがあります。実は、この薬と同じ効果の別の内服薬や注射もあるのですが、それを利用すれば自己負担は安くすむことがあるのです。ただし、副作用の程度や病院に通院する頻度は変わります。そうした問題はあるものの、薬を変更するだけで、経済的な負担をだいぶ減らせることがあるということも知っておいてください。

患者さんの相談や支援を行う専門家

がんになると、さまざまな問題が生じ、それらを解決していかなければなりません。しかし、医療などの専門的な分野は、患者さんや家族だけでは適切に解決することが困難なことがあります。各分野には、次のような専門家がいて、患者さんを支援しています。

●ソーシャルワーカー（社会福祉士）

社会生活で困っている人の相談にのってくれます。大きな病院では、病院によって名称は異なりますが、「相談支援センター」「医療相談室」「医療連携室」などに配属されています。相談料は無料で、患者さんや家族の方が相談することができます。ただし、相談するためには、予約が必要なことがあります。次のような広い範囲の事柄についても相談にのってくれます。

「医師から話を聞いたが、よく理解できなかった」

「セカンドオピニオンを受けたいときは、どうしたらよいか」

「治療費がどの程度かかるのか」

「治療費が払えない場合に、どのような公的なサービスを受けることができるのか」

「手術をしたが、障害者認定をとることができるのか」

「職場に休むことを伝えるときはどうしたらよいか」

「在宅サービスを受けるためにはどうしたらよいか」

「がんになった親の介護をしたいが、ひとりですべてはできないのでどうしたらよいか」

困ったことがあったら、まずはソーシャルワーカーに相談するのがよいでしょう。

●医療コーディネーター

患者さんが納得できる治療や療養ができるように支援してくれる存在です。たとえば、医師から説明を受けても理解が十分にできずに治療の判断に悩んだときや、理解できなかったことを医師にどのように質問をしたらよいかなどについて、アドバイスをしてくれます。また、医師との話しあいの場に同席してくれたりもします。

よくある悩みの一つが、遠方に住む高齢の親が、がん治療を受けるときの対応です。子どもは、診察のたびにつきそいたいのですが、なかなか行くことができません。しかし、治療の分岐点となる重要な検査結果の説明を受けるときや、治療法を決めるときは子どもが同席すべきです。それは、本人が高齢であるために、話を理解できないことがあるからです。本人だけで説明を受けた場合、治療を受ける理由や副作用について、理解できないまま治療に進んでしまうことがあります。それはとても危険なことであり、家族はそうならないように支援すべきなのです。

しかし、さまざまな事情があって、子どもが同席できないこともあります。そのような場合は、医療コーディネーターに話しあいの場に同席してもらうとよいでしょう。そして、同席した医療コーディネーターから家族に、話しあいの結果を伝えてもらうとよいでしょう。

医療コーディネーターは、一般社団法人やNPO法人から資格を得て、独立したかたちで活動しています。有料のサービスですが、一般社団法人日本医療コーディネーター協会や楽患ナース株式会社などに問いあわせると紹介してもらえます。

●管理栄養士

どのような食事をとったらよいかをアドバイスをしてくれます。がんになると、病気の進行や副作用によって、「食べたくない」「食べられない」状態になることがあります。しかし、その状態を放置しておくと、栄養障害や体力の低下を引き起こします。

そのようなときは、消化がよく、においが少ない献立にすると、おいしく食べられるようになることがあります。管理栄養士に相談すると、そのようなアドバイスをしてもらえます。

管理栄養士は、病院内にいますが、個々の相談に対しては有料のサービスになります。

●理学療法士

がんによって長期間寝ている生活が続くと、痛みなどによって体を動かしづらくなることがあります。体力が低下すると、本来ならば受けたほうがよい治療があっても受けられなくなることもあります。それだけでなく、以前ならひとりでできたことができなくなると、自分をふがいなく思い、苦しむこともあります。理学療法士は、次のようなことを行い、体の不自由さや痛さを改善し、体力の回復をはかります。
・痛みによって硬くなった筋肉をほぐす
・痛みが出にくい体の動かし方を教える
・むくみなどによって生じた手足のだるさや、筋肉の張りからくる体のだるさをとる
・筋力を弱らせないためのトレーニングをする

●薬剤師

がんになると、病院から薬を処方してもらうことになります。もともと持病があって、多くの薬を飲んでいるところに、抗がん剤やその副作用を予防する薬を服用すると、かなりの量になり、薬の管理が大変になります。また、このなかに不必要な薬があるのではないかという疑問や、飲みにくい漢方薬をどう飲めばよいのかなどの悩みも出てきます。

そのようなときには、薬剤師に相談して、アドバイスを受けるとよいでしょう。医師以上に薬について詳しいので、相談してみましょう。なお、無料で相談することができます。

●臨床心理士

闘病中の患者さんや家族の不安や落胆などを解消するための支援を行います。医師に相談すると、抗うつ薬を処方されることが多いのですが、薬だけの対応には限界がありますし、根本的な解決にはなりません。がんと向きあっていくには、手術や薬物療法を受けること以上に、自分の話を聞いてもらうことが大切です。がんの患者さんのなかには、病院の治療に加えて、よりよい効果を期待して代替療法などを受けている方をみかけます。それも大切なことなのですが、代替療法を受けるだけでなく誰かに話を聞いてもらう機会もつくってほしいのです。家族や友人に話を聞いてもらってもよいのですが、気を遣って話せないこともあります。そんなときには、臨床心理士に話を聞いてもらってください。

臨床心理士は、病院、診療所（精神科、心療内科など）、保健所、精神保健センター、市町村の保健センターにいます。院内では有料になりますが、市町村の保健センターでは無料で相談できるところもあります。

コラム10　話を聞いてくれる人を探す

本書で何度も説明しているように、がんになったときの苦しみを解決する有効な方法は、人に話を聞いてもらうことです。話を聞いてもらうと考えがまとまり、生きる力が出てくるからです。

しかし、ある程度元気でないと、人と話す気力が出てきません。このため、元気なうちに話を聞いてくれる人を探しておくことが大切です。そして、その人との相性がよければ、定期的に話を聞いてもらうようにしてください。

定期的に話を聞いてもらうと、どれだけ落ち込んでいても、数か月以内にはそこから脱するといわれています。

まずは、気のあう友人と10分くらい話すことからスタートしましょう。気負って話をしようと思うと、お互いストレスになるので、はじめのうちは世間話がよいでしょう。

そして、定期的に連絡ができる関係をつくっておいてください。たとえば、水曜日の午後5時に必ず電話するといった約束ができるとよいでしょう。ただし、話す時間は決めておきましょう。話が長すぎると、相手の負担になることがあるため、15～30分間を目安にするとよいでしょう。

定期的に話を聞いてくれる人は、最も苦しいときに自分を支えてくれる存在になるため、大切にしてください。

2　病院に行くストレスを楽しみに変える方法

がんばったときは自分にご褒美を

がんと向きあっていくには、ストレスを減らすことが大切です。しかし、病院ではいろいろな検査を受けることもありますし、治療後に抗がん剤の副作用が生じることもあるため、病院に行くこと自体がストレスになることがあります。ところが、病院に行きたくなる方法があるのです。それは、自分にご褒美をあげることです。これをダイエットのための運動を例として考えてみましょう。つらい運動をするときには、ご褒美として甘いものを用意します。そして、運動をしたら、がんばったご褒美として甘いものを食べるのです。単純な方法ですが、意外と効果があります。運動するという大変なことと、甘いものの魅力とが結びつき、運動が快感に変わるのです。これを続けると、運動と甘いもののつながりが強くなり、快感はさらに強くなります。

このことは医学的にも証明されています。脳には側坐核という部分があり、報酬をもらうと興奮して、快感を引き起こすドパミンが分泌されます。このメカニズムを利用すればよいのです。たとえば、病院で注射を受けた日には、ご褒美として好きな映画を見るとか、カフェに寄るなどしてはいかがでしょうか。ご褒美をあげるという行為は「褒められる」ことと同じ意味をもち、生きる力にもつながります。

ただし、この方法を実行するときには、スケジュール帳などに記録を残すようにしてください。「10月15日　病院受診　採血とCTをとって抗がん剤を受ける。がんばったご褒美として映画を見る」というように記録すればよいでしょう。これは記録を残さないと、映画を見るということがご褒美ではなく、単なる行動になってしまうからです。

寝るときに自分を褒める

自分にご褒美を与える以外にやってほしいことがあります。それは、寝るときに自分のことを最低一つは褒めるということです。

「今日はお腹が痛くてつらかったけど、それに耐えた自分はえらい」

「抗がん剤の副作用は出なかったな。これは、日ごろの行いがよいから」

このように、どんな1日にも、必ず自分を褒めることはあります。自分を褒めてあげることが、生きる力を引き出すことにつながります。自分の都合のいいように解釈することにもなりますが、自分を褒めることに意味があるので、よいこととします。はじめのうちは半信半疑かもしれませんが、繰り返しやっていくうちに、しだいにその気になっていきます。自分を褒めていると、自分自身が好きになり、日常を肯定できるようになります。これを続けることにより、つらい治療を乗り越える力となっていきます。

3　主治医を変えたいと思ったときにすべきこと

主治医とよい関係を築くこと

主治医との関係に悩んでいる方はたくさんいます。主治医に心ないことをいわれたり、自分が望んでいることをしてくれなかったりすると、患者さんは悩みます。ましてや、治療を受けていてもよくならないと、悩みが主治医への不信感に変わることもあります。その結果、主治医を変えたいと思うようになります。

そうはいっても、主治医を変えるには勇気がいります。なぜなら、理想の主治医にはなかなかめぐりあえないからです。仮に理想の主治医に出会ったとしても、ほかの病院に移ってしまうこともあります。その結果、また別の医師にみてもらうことになります。要は、理想の医師にずっとみてもらえることは少ないということです。それよりも、今の主治医との信頼関係を積み上げて、よい関係を築いていくことのほうが現実的といえるでしょう。

互いを尊重し対等な関係であること

医師と患者さんの関係をよくするうえで大切なのは、そもそも医師と患者さんはどのような関係であるべきかを理解することです。両者の関係を間違って理解すると、主治医とよい関係は築けません。医師は患者さんよりも立場が上なのでしょうか。それとも、患者さんはお客さんなので、医師よりも立場が上なのでしょうか。

その答えは、「両者は対等な関係」ではないでしょうか。患者さんは、「病気による苦しさを少しでも和らげてほしい」という思いで病院に行きます。患者さんが苦しみをとるためには、単に薬をもらうだけではなく、かなり近い距離での医師とのやりとりが必要です。これは、お互いが信頼しあっていないとできません。

では、そうなるためにはどうしたらよいのでしょうか。社会的地位が高い人であっても、病院内では医師や看護師、待合室で待っているほかの患者さんとも、対等な立場になることです。会社で自分の意見が通る立場の方は、病院内でもそうした姿勢を崩さないことがありますが、それでは医師とよい関係は築けません。

逆に、医師のほうが立場が上であり、医師のいう通りに従っていればよいという考え方でも、やはり満足な結果は得られません。治療では、患者さんの考え方などを考慮しながら、最良の選択肢を模索する場面があります。自分のことを話さずに、医師に従っているだけでは、よい治療が受けられないのです。

これらの理由により、医師と患者さんは対等な関係にあることが大切です。そして、お互いの立場を尊重しながら接することがよい治療につながっていきます。

自分の希望をはっきり伝えること

主治医との関係に悩むきっかけの大半は、会話をしているときに生じます。たとえば、主治医が患者さんに今後の治療法について説明をしていたとします。その間、患者さんはいろいろなことが気になり、確認の意味を込めて、同じような質問を何度も主治医にすることがあります。そうすると、主治医に「先ほどそのことはお話ししたと思いますが」などといわれてしまい、患者さんが傷つくことがあります。

医師は、次の患者さんがたくさん待っているので、常に時間を気にしながら診察しています。そのため、「なぜ同じことを聞くのだろう」という思いがつい口に出てしまうことがあるのです。お互い悪意があるわけではないのですが、その結果、会話が一時的にぎくしゃくすることがあります。

また、患者さんが「自分がしてほしいこと」を、主治医にしっかり伝えられずに歯がゆい思いをすることもあります。私も患者さんが何を望んでいるのか、会話のなかで確認しながら診察をしていますが、あまり主張しない患者さんの希望をくみとることは困難です。やはり、患者さんも希望があるときは、「こうしてほしい」と医師に主張しなければなりません。患者さんのなかには、「医師の機嫌を損ねてはいけない」と気にしている方もいるようですが、伝えたいことをいわないことには、治療が先に進みません。

多くの医師は、**患者さんが希望をはっきりといってくれたほうが助かる**のです。患者さんが何かをいうと、怒る医師もごく一部にいるようですが、医師がそのような不適切な対応をとったら、そのときに対応策を考えればよいのです。

医師を信頼して、コミュニケーションをとること

結局、医師と患者さんがよい関係を築くには、コミュニケーションを重ねていくことしかありません。疑問に思うことがあったら、ちゃんと医師に確認することが大切です。医師に直接聞くことに抵抗があるときは、看護師や病院に配属されているソーシャルワーカーに相談してください。彼らが患者さんの悩みを解決するために働きかけてくれます。また、主治医に不満を感じているときは、そのことを彼らに相談すれば、その不満を解決するためにどうしたらよいかを考えてくれます。

医師の説明がわからなかったときは、後日診察を受ける前に看護師に、「先日検査結果の説明を受けたときに、この部分がわからなかったので、それが気になっているのですが」というように、具体的に伝えてください。看護師は、それを医師に伝えてくれます。また、看護師でわかる範囲のことであれば、その場で説明して、「念のために医師にもそのことを伝えておきますね」というように対応してくれます。

とにかく主治医と患者さんの間で生じた未消化の問題を残さないようにしていくこと

が、主治医への不信感の解消へとつながります。結局のところ、コミュニケーションが上手な人が満足のいく医療を受けられるということです。

抗がん剤による副作用に悩まされているときは、診察室で座っていることもやっとで、いいたいことがうまく伝えられないこともあるでしょう。そのようなときは、家族にも同席してもらい、家族から伝えたいことを話してもらいましょう。

また、複雑な話を医師にしないといけない場合もあるでしょう。そのようなことを、診察の短い時間にまとめて話すことはできないため、診察以外に時間をとってもらったほうがよいこともあります。

まず大切なことは、医師を信頼することです。はじめから、不信感のかたまりで医師と話をしていると、それが無意識に表情や話し方に出てしまいます。それが医師にも影響を与え、患者さんがいいたいことがいえないような険悪な雰囲気になることもあります。すなわち、患者さん自身が、そのような雰囲気をつくってしまうこともあるのです。ですから、まずは医師を信頼するという姿勢も、信頼関係をつくるうえで大切になります。

こうしたことをすべてしたにもかかわらず、満足な対応をしてもらえないこともごく稀にあります。そのときに初めて、主治医を変えることを考えるべきです。

別のいい方をすれば、主治医にいいたいことをいわずに、未消化な部分を残した状態のままで、主治医を変えてほしくないのです。それは、そのような状態で主治医を変えたとしても、新しい主治医とも同じことが起こるからです。

家族が転院を希望しているときは

患者さん自身は主治医のことを信頼していても、家族がほかの病院への転院を希望することがあります。その場合は、家族の方と医師とのコミュニケーション不足の問題が絡んできますが、患者さんにとって転院をするということは、とても労力がいることです。また、治療を受けるのは、患者さん自身であり、家族ではありません。患者さんが満足しているのであれば、家族はそれを静かに見守ってあげたほうが本人のためになります。

がんと向きあっているときに、家族は患者さんに余分なストレスを与えるべきではありません。また、病院や主治医を変えても、治療法が大きく変わるということはありません。なぜなら、がんの治療は、ガイドラインに則って行われるからです。主治医との相性がどうであれ、自分が受けている治療内容がどこに行っても大きく変わらないことを知っておいてください。

それでも病院や主治医を変えたいときは

こうしたことをふまえても、病院や主治医を変える必要があるときはどうしたらよいのでしょうか。

そのときは、主治医に直接伝えてもよいですし、直接話しづらければ、看護師やソーシャルワーカーにその旨を伝えてください。その際には、なるべく冷静に、なぜそうなったかという経緯もきちんと伝えましょう。

「あの医師は、信用できないから転院させてほしい」と心で思っていても、その気持ちをぐっと抑えて冷静に話をしてください。そうしないと、適切な対応がとれず、スムーズに手続きが進みません。

ここでは、患者さんがどうしたらよいのか、ということを中心に述べてきましたが、医師も患者さんとの信頼関係を築くために、努力しなければいけないということはいうまでもありません。

コラム11　初めての病院に行くときに準備するもの

初めて行く病院では、慣れない雰囲気で緊張してしまい、医師に伝えなければならない情報を忘れてしまうことがあります。

それを防ぐために、病院に行く前日には次のことをメモしておき、持参しましょう。

- 既往歴
- 持病
- 飲んでいる薬
- 家族歴
- アレルギーの有無
- 緊急連絡先
- 血液型

最近受けた検査などがあれば、それも書いておきましょう。同じ検査を二度受けずにすむようになります。健康保険証、お薬手帳も忘れずにもっていきましょう。また、病院までの交通手段や地図、料金などを調べておくとよいでしょう。

診察の予約ができる病院では、予約しておきましょう。受診の当日に、予約の時間に遅れそうになる場合は、連絡をすることも大切です。診察の予約ができない病院では、早い時間の診察を受けるようにましょう。

また、病院にはインフルエンザなどの感染症で受診している方もいるので、感染を予防するために、マスクを着用することも大切です。

4　上手にセカンドオピニオンを受けるには

セカンドオピニオンは主治医に依頼する

いまや、セカンドオピニオンを受けることは、珍しいことではなくなってきています。実際、セカンドオピニオンを希望する方は増えているのですが、主治医にその話をきり出しにくいと悩む方がいます。

セカンドオピニオンを受けるのは、患者さんの当然の権利です。それにもかかわらず、一部の医師はセカンドオピニオンの話をされると、嫌な顔をすることがあります。

それは、「一生懸命治療をしているのに、自分の治療に不信感をもっているのだろうか」という思いが顔に出てしまうのです。だから、患者さんは主治医にきり出しにくいのだと思います。しかし、それはごく一部の医師に限ったことで、多くの医師はセカンドオピニオンを受けるための手紙を快く用意してくれます。また、嫌な顔をするということは、見方を変えれば「自分は一生懸命治療をしている」という自信の表れです。だから、その程度のことは気にしないで、セカンドオピニオンを受けたいときは主治医に依頼しましょう。ただし、セカンドオピニオンを希望する理由は話してください。漠然と受けたいといわれても、医師はセカンドオピニオンを受ける病院への手紙が書きづらくなります。具体的には、次のようにお願いしてみましょう。

「今の治療でも問題はないと考えていますが、家族から専門の病院でも意見を聞いたほうがよいといわれましたので、セカンドオピニオンのためのお手紙をお願いできませんか?」

「がんになって不安になり、知りあいに相談したら、もう一つの病院でも意見を聞いたら安心できるといわれたので、セカンドオピニオンのためのお手紙をお願いできませんか?」

「家族がいろいろ調べてくれました。私は乗り気ではないのですが、家族の気持ちを無駄にしたくないので、セカンドオピニオンのためのお手紙をお願いできませんか?」

こんな感じでお願いすれば、嫌な顔をされずにすみます。

このようにきり出しても、「私の治療に疑問があるなら、ほかの病院に移ってもらってもいいですよ」といわれたらどうしたらよいのでしょうか。そんな医師はいないとは思いますが、万が一そんなことをいわれたときは、看護師や病院のソーシャルワーカーにその旨を伝えてください。彼らがどのように対処したらよいかをアドバイスしてくれます。

セカンドオピニオンを受ける目的

患者さんにはセカンドオピニオンを受ける権利がありますが、セカンドオピニオンの目的を理解していない方が多くみられます。

「家族が1回はセカンドオピニオンを受けたほうがよいというから」

このような理由でセカンドオピニオンを受ける方もいますが、それは間違っています。その点について考えるために、まずはセカンドオピニオンとは何であるかを確認しておきましょう。

セカンドオピニオンとは、患者さんが納得のいく治療ができるように、治療の進行状況、治療法の選択などについて、現在の主治医とは異なる病院の医師に「第2の意見」を求めることです。**セカンドオピニオンは、病院や主治医を変えて治療を受けることと誤解されやすいのですが、あくまで別の医師に意見を聞くこと**です。

主治医から説明された診断や治療法について納得がいかずに、別の方法もあるのではないかと思う場合もあるでしょう。このような場合、セカンドオピニオンを受けることで、主治医とは別の角度から検討することができます。もし同じ診断や治療法が提案されたとしても、病気に対する理解が深まります。また、別の診断や治療法が提案された場合には、治療法の選択の幅が広がり、より納得のいく治療を受けることができます。病状や進行度によっては時間的な余裕がなく、なるべく早期に治療を開始したほうがよい場合もあるので、セカンドオピニオンの準備は、主治医が把握している病状と治療法について確認するところから始まります。

セカンドオピニオンの活用のしかた

これまでのことをふまえて、セカンドオピニオンを活用するうえで大切なことをまとめます。

まず、**セカンドオピニオンとは、病院や主治医を変えて治療を受けることではありません**。あくまで、今の主治医を軸にして、今後も治療を受けることが前提になります。ただし、セカンドオピニオンを受けた病院で治療を希望する場合は、紹介状を主治医に書いてもらうことになります。

そして、セカンドオピニオンを受ける病院でどのようなことを確認するか、事前に考えておきましょう。どこの病院の医師でも、ガイドラインに則った治療法を提案するので、全く内容が異なることはないでしょう。それでもあえて、別の医師の話を聞こうとするわけですから、何を聞きたいのかをまとめておく必要があります。

「今の治療法がベストの選択肢なのか」

「ほかにとりうる選択肢があるのではないか」

このように、何のためにセカンドオピニオンを求めているのかをきちんと考え、それをセカンドオピニオンを受ける医師に伝えないといけません。それをしなかったら、セカンドオピニオンを受ける意味はありません。ここでも、自分の病気のことをきちんと理解し、相手にしっかりと伝えるコミュニケーション能力が必要になるのです。

セカンドオピニオンを受けた後は

初めて行く病院でセカンドオピニオンを受けるときには、二つのアドバイスがあります。

一つは、セカンドオピニオンを受けるときは、家族も同席したほうがよいということです。それは、初めて会う医師に緊張して頭のなかが真っ白になってしまい、せっかくセカンドオピニオンを受けても何も覚えていないことがあるからです。

もう一つは、事前に何を話すかをメモにまとめて、そのうえで話しあいにのぞむことです。家族が同席していなくても、あらかじめメモに書いておけば忘れずに話すことができます。また、医師から受けた説明もメモに残しておくようにしましょう。

セカンドオピニオンを受けたら、その結果を主治医に報告して、その後どうするかを相談してください。主治医に情報をフィードバックしないとセカンドオピニオンは意味をなしません。

セカンドオピニオンを受けた結果、ほかの病院に移る決心をしたとしても、それをちゃんと主治医に伝えることが大切です。

5　どの治療を受けたらよいか悩んだら

治療法は患者さんが決める

がんの治療をしていくうえで、次のようなことを決断しなければなりません。

・どこの病院で治療を受けるか
・手術と放射線治療のどちらを選択するか
・抗がん剤治療を選択するか

二者択一でどちらも治療成績が同じであれば、なおさら悩みます。また抗がん剤治療には、強い副作用が出るかもしれないという不安がつきまといます。

そこで、参考として抗がん剤治療を選択することがどういったものであるかを、医師から説明を受けている様子を例として簡潔にまとめました。

＊

医師　あなたは〇〇がんです。肝臓に転移しています。手術や放射線治療は難しく、抗がん剤治療を受けるほうがよいでしょう。

Aさん　わかりました。抗がん剤治療を受ければ治るのですか？

医師　残念ながら、抗がん剤だけでがん細胞をすべて殺すことはできませんが、がんを小さくする効果があります。ただし、抗がん剤を長く使っていると、やがて効果が落ちて、がんが再び大きくなることが多いです。

Aさん　抗がん剤治療をすると、私のがんも小さくなるのですか？

医師　すべての人に効果があるわけではありません。○○という薬は6割の人に効果がありますが、残りの4割の人には効果がありません。
Aさん　抗がん剤を使うと、気分が悪くなると聞いたのですが。
医師　○○という薬は、しびれや吐き気などの副作用が出る可能性があります。
Aさん　その薬を使うことによって、がんが小さくなって、副作用がほとんど出ない人もいれば、全く効果がないうえに副作用だけが出る人もいるということですね？
医師　その通りです。実際に使っていただかないと、効果や副作用の有無がわかりません。治療をしながら、Aさんにとってのベストの治療法を探していくことになります。そして、治療の最大の目的は、がんを完全に消すというよりは、少しでも長くAさんの心身をベストの状態のまま維持して、生活を支援することです。

＊

抗がん剤治療を受けて100％治るのであれば、どんなにつらい治療でも我慢できるかもしれません。しかし、がんの治療に100％はありません。抗がん剤治療を受けても、がんが完治しない場合があります。また、抗がん剤の効果や副作用の出方には個人差があります。

「いつかまたがんは大きくなるのだし、副作用がつらいかもしれない。いずれ死んでしまうのだから、抗がん剤治療は受けない」という選択をする方もいます。それも一つの選択です。その一方で、抗がん剤治療を受けることも一つの選択といえます。

がんの治療に正しい選択はありません。抗がん剤の特徴を理解したうえで、抗がん剤治療を選択をした結果、非常に強い副作用が出てしまったとします。その場合も、抗がん剤治療を選択したこと自体が間違いだったといえるのでしょうか。

抗がん剤を選択した時点では、そこまで強い副作用が出ることを予想していなかったはずです。むしろ、「過去に起こったことは、いいことでも悪いことでも、今後何をすべきかを方向づけるために必要なことである」ととらえ、次にどうしていくかを考えるべきではないでしょうか。

すべての選択が、今後何をすべきかを決定していくために必要なのです。そう考えれば、すべての選択がベストの選択といえるのです。

6　さまざまな情報から、適切な情報を見抜く方法

がんになると、主治医が提案する治療で本当によいか不安になり、インターネットで検索したり、書籍や雑誌などでさまざまな情報を調べると思います。ところが、がんについての情報があまりにも多すぎて、どれが正しいのか判断できません。

「断食を併用した食事療法でがんは治る」という記事がある一方で、「がんは食事療法では治らない」という反対の記事もあり、どちらが正しいのか混乱してしまいます。情報を集めるのはよいのですが、最終的に不正確な知識や情報まで抱え込んでしまい、かえって、不安になることがあります。ここでは、そのようなことがないようにするために、がん治療に関する情報を分類し、どれを主軸にしていくのがよいのかについて説明します。

標準療法に関する情報

行政や病院などの公的なホームページや医師が用いるガイドラインや書籍などの情報が

標準療法の基本になります。標準療法に関する知識をもっていれば、あやふやな情報に惑わされずにすみます。

がん情報サービス（https://ganjoho.jp/public/index.html）、や静岡県立静岡がんセンターのWeb版がんよろず相談Q＆A（https://www.scchr.jp）には、患者さんが知っておくべき基本的な内容が書いてあります。まずは、それらの公的なホームページを参考にしてください。

極端な主張による情報

これは「がんは治療しないほうがよい」「抗がん剤治療は無意味である」などの極端な情報のことです。それらの情報が耳に入り、不安になったときは主治医に相談してください。不安を抱えながら、抗がん剤治療を受けてはいけません。不安を解消してから、抗がん剤治療にのぞみましょう。

代替療法の情報

患者さんは、代替療法の情報に悩むことが多いようです。雑誌などには、「末期がんだったのに、○○というサプリメントを飲んで治った」「○○という注射をしたら、がんが小さくなった」という記事がたびたび掲載されます。これらの情報はがん治療を受けている方には、とても気になると思います。実際にサプリメントや注射によって治ったかどうかは別として、私は記事の書き方に問題があると思っています。実は標準療法も同時に受けていてがんが小さくなっているのに、あたかもサプリメントや注射だけで治ったという書き方をしている記事が多いのです。また、末期でないにもかかわらず、「末期がんからの生還」などの派手な見出しの記事もあります。医師が読むと、その内容にはとても無理があるのです。

では、食事療法、サプリメント、免疫療法といった代替療法でがんがよくなることがあるのでしょうか。私自身は代替療法に生涯をかけてとりくんでいる医師からトレーニングを受けたときに、代替療法を主軸にしてよくなる人を多くみてきました。当初、私は代替療法には否定的な立場だったのですが、そのような経験を通じて考えが変わりました。

そうはいっても、代替療法には多くの問題があることも確かです。代替療法ですべての人が治るわけではありません。西洋医学とは異なり、医学的な証拠に乏しく、臨床試験も行っていません。しかし、医学的な証拠がない分、患者さんは代替療法に過剰な期待をしてしまうことがあります。

代替療法を行っている医師のなかには、がんに対する専門的な知識が乏しく、お金を目的に片手間にやっている人もいるので、代替療法の評判を落としている原因になっています。また、代替療法といっても極めて幅が広く、民間医療レベルのものから、高度の知識が要求される治療まであります。このように幅が広すぎることも問題といえるでしょう。

標準療法を主軸にする

これらのことをふまえて、私の見解をまとめます。

基本は**標準療法を主軸とし、そのうえで代替療法を一部とり入れてもよい**でしょう。ただし、**代替療法だけに偏るのは危険**です。

代替療法に関して注意すべき点が二つあります。

一つは、代替療法を検討するタイミングです。すべての標準療法を行い、それらの効果がなくなったときに検討する方が多いのですが、そのときにはすでに体の状態がかなり悪くなっています。そのような状態で代替療法を受けても、治療効果はほとんど得られません。代替療法を検討するならば、標準療法と並行して行うことをお勧めします。

もう一つは、代替療法を行う一部の医師が、お金目的で治療を行っていることです。自由診療で免疫療法を受ける場合、１クールで数百万円も請求される場合があります。これは、がんになった弱みにつけ込んだ治療といえます。

代替療法を受けるときは、標準治療のときと同じように、治療効果が出ているかをきちんと確認しながら治療を進めてください。

コラム12　抗がん剤治療を否定する情報の検証

抗がん剤治療は無意味であり、がんは放置するのが一番よいという極端な主張があります。この主張は、「抗がん剤治療によって生存率が下がる」ということを根拠の一つとしています。これについて、胃がんと大腸がんを例にとって検証しましょう。

最も進んでいる段階（ステージⅣ）の生存期間中央値を見ると、胃がんの場合は、無治療で4か月、10年前の抗がん剤治療で7か月、現在の抗がん剤治療で13か月です。大腸がんの場合は、無治療で8か月、10年前の抗がん剤治療で15か月、現在の抗がん剤治療で25か月です。このように抗がん剤治療によって、長く生きられるようになっているのはまぎれもない事実です。ほかの種類のがんに関しても同様の傾向があるため、抗がん剤治療で生存率が下がるというのは、誤りといえるでしょう。

抗がん剤治療を受けても、1か月しか長生きできない方もいます。このことは、事前に予想できるものではなく、結果でしかないのですが、人生の最後の1日1日は、普段の私たちの生活の何日分にも匹敵する価値があります。死を目前に、自分が本当にすべきことを直視できるようになり、その1か月のおかげで、家族と過ごす時間、遺産相続、仕事の引き継ぎなどができるようになります。わずか1か月であっても、死を目前にした方にとっては、その時間はとても貴重な時間になるのです。

第5章

心を安定させることが治療を成功に導く

がんになると、精神的なストレスが増えます。今後どうなるかわからないことで、将来の見通しが立たなくなることがとても大きなストレスになります。そのうえ、医療費の問題、再発するのではないかという不安、社会からの疎外感など、とてもたくさんの悩みが生じます。

悩みは、体の免疫力に悪い影響を及ぼし、がん細胞の増殖を助長することにもつながります。したがって、がんを克服するためには、それらのストレスをとり除かなければなりません。そのためには、がんのことを忘れることが大切です。それは、がんのことばかり考えていると、必ずネガティブなことを連想してしまうからです。とはいえ、完全に忘れることが難しいのも事実です。ここでは、精神的なストレスを和らげるための方法を五つご紹介します。

1　感謝をすることで心の不安をとる

まずは自分の気持ちを安定させることが大切です。いくつかの方法があるのですが、**最**

も簡単かつ有効な方法が「感謝をする」ということです。そんな気持ちになれないこともありますが、とりあえずやってほしいのです。まずは、寝る前に感謝することを、ノートに10個列挙してみましょう。

・今日も家族が元気でありがとう
・お父さん、近くにいてくれてありがとう
・今日もおいしいごはんを食べられてよかった。農家の方々ありがとう
・お父さん、お母さん、育ててくれてありがとう
・健康でありがとう

こんな感じでよいのです。プロのアスリートでも同じことをしている方がいます。彼らは、父母、祖父母、トレーナーなど、自分を支え、育ててくれた人に感謝しています。なぜ感謝をするのかというと、それによって自分の気持ちが安定するからです。

私は、この方法を朝一番にしています。

・育ててくれた父と母にありがとう
・高校時代に、毎日お弁当をつくってくれた母にありがとう
・娘が元気に成長してくれてありがとう

・素敵な友人に恵まれてありがとう

こういった具合です。

みなさんは感謝できていますか？　感謝ができていなくても、それを「今は感謝できる体調ではないから」と状況のせいにせず、「自分が感謝していないだけだ」と思うほうがうまくいきます。最初は心の底から思っていなくても、ただノートに書いていけばよいのです。感謝することを書くだけで気持ちが平穏になり、ストレスが軽減されます。

余裕が出てきたら、感謝の気持ちを人に伝えてみましょう。がんになったからといって、無条件に周囲の人が気にかけてくれるわけではありません。だから、まずは自分から感謝の気持ちを人に伝える行動を起こしましょう。**がんを克服するうえで、「感謝」という言葉は重要なキーワード**なのです。

私は、がんになった方にこの方法を紹介していますが、何人かの方から、やってみた感想をいただいていますので、その一部を紹介します。

＊

この病気になってから「何でこんなにつらいのか」と自分の置かれた状況を恨むこともあります。でも、感謝もたくさんできるようになりました。家族、兄弟、親、先生方（病院のスタッフさん）、同僚、上司、友人、ブログ仲間、その他のたくさんの人たちに、「今、私とともに生きていてくれてありがとう」と思います。感謝をすることは前向きな気持ちにさせてくれます。これからも、感謝の気持ちとともに困難を乗り越えていきます。

この方法を聞いたとき、知人がいっていたことを思い出しました。それは、親しくしている宣教師の夫人が、「毎日、神様に感謝するようになってから生活が楽しくなりました」というのです。そのころ、父の看病で身も心も疲れていた私が、「つらいことが多くて感謝できないときはどうするのですか？」と聞いたところ、彼女は少し考えて「感謝できるようになるんじゃなくて、私は感謝する！と決めてそうしているのです」といわれました。それ以来、私もまねしています。体はがんでおかされていても、心は健康でいたいと思います。

感謝の気持ちをもって、毎日手を合わせるようになりました。先生のアドバイス通り毎日ノートにも書いていています。前はあまり前向きになれませんでしたが、今は「一日でも楽しく生きられるように」と思えるようになりました。

＊

この方法をいろいろな方にやっていただくと、最初は5分間に2〜3個くらいしか書けないことが多いようです。

実際、私もこの方法を始めたころは、5分間で3個くらいしか書けませんでした。しかし、毎日継続してやっていくと、しだいにたくさん書けるようになり、今では5分もあれば、20個は書けるようになりました。それと同時に、安らかな気持ちでいられることが多くなりました。

2 「自分が求める感情」を意識して生きる力を得る

「目標」や「楽しみ」を設定する

人は、将来があるからこそ、現在を生きることができます。たとえば、あなたが受験勉強をしているとしましょう。やりたいことを我慢して、毎日6時間勉強しています。なぜ我慢することができるのでしょうか。それは志望校に合格すれば、楽しいキャンパスライフが待っているからです。だから、つらくても、受験勉強に励むことができるのです。

しかし、がんになって、自分がいつまで生きるかわからない状況になると、将来のことを思い描くことができなくなってしまいます。そうなると、長期的な「目標」や「楽しみ」をつくることもできなくなります。それは生きがいを失うこととなり、次のような気持ちになってしまいます。

「こんなことをやってもしかたがない」

「死んでいく私には何の意味もない」

「自分が何をしたらよいのかわからない」

「早くお迎えがきてほしい」

このような気持ちにならないためには、将来が不確定であったとしても、「目標」や「楽しみ」をつくり、生きる力を獲得しなければなりません。そのためには、まずは「目標」や「楽しみ」を設定してほしいのです。

ここでは、次のような簡単な例で考えてみます。

「プール付きの豪邸に住みたい」

「一流シェフのおいしい料理が食べたい」

この二つを使って、目標や楽しみの設定のしかたについて考えていきます。

これらが実現すれば、とても幸せな気持ちになれるでしょう。しかし、「どうして幸せなのか」について想像してほしいのです。

豪邸に住むことができるから幸せなのでしょうか。

一流シェフのおいしい料理を食べられるから幸せなのでしょうか。

実は、幸せは「豪邸」や「一流シェフの料理」を得られたから感じるわけではありません。「豪邸」や「一流シェフの料理」からある種の感情が生み出され、その結果、幸せを感じるのです。

豪邸に住むことにより、優雅な生活が送れます。その優雅な気持ちを幸せと感じるのです。一流シェフの料理に関しても同様です。一流シェフがつくった料理をみんなで囲み、会話を楽しみながら食事をするから幸せな気分になれるのです。

このように幸せというのは、「もの」ではなく、「感情」からわいてきます。つまり、私たちの**人生を豊かにして、幸せを感じるためには「感情」こそが大切**なのです。このことをふまえると、目標や楽しみを設定するときには、「〇〇したい」「〇〇がほしい」では不十分です。それらを通してどのような感情を得たいのかということが大切になります。そこで感情という部分に意識をおいて、これらの目標を設定し直すと、次のようになります。

「家族みんなで、なかよく優雅に生活したいので、豪邸に住みたい」

「みんなと和気あいあいと会話をしながら楽しく過ごしたいので、一流シェフのおいしい料理を食べたい」

このように自分が求める感情に焦点をあてて、目標や楽しみを設定することが大切です。

しかし、このような感情は、豪邸や一流シェフの料理のような高い目標でないと得ることができないのでしょうか。別の方法でも「家族みんなで、なかよく優雅に生活したい」や「みんなとわきあいあいと会話をしながら楽しく過ごしたい」という感情は得られるはずです。

家族と一緒にいられることは、当たり前のことのようですが、当たり前のことではないのです。あなたが仕事や病院の診察を終えて、無事に帰宅できたからこそ、家族と一緒にいられるのです。

そのように思うことができれば、「無事に帰宅できた」→「家族と一緒にいられる」→「楽しく会話ができる」というように、求めている感情がすでに得られていることがわかるでしょう。

一流のレストランに行かなくても、自宅で音楽を流し、深呼吸してリラックスして、友人とコーヒーを飲めば、楽しく優雅な気持ちになります。普段の日常であっても、工夫しだいで、求めている感情を得ることができるのです。

しかし、こう反論する方もいるでしょう。

「一流シェフの料理と自宅の食事では、優雅さの質が違うのでは？」

確かに、それらには違いがあるかもしれません。しかしその違いは、どの程度感情を意識して味わうかによります。何となく食べているごはんは、普通に食べればいつもの味です。しかし、つくりたてのごはんを、お腹がすいているときにしっかりと噛んで味わって食べてみてください。「こんなにおいしかったんだ」と感じるはずです。

このように、**「自分が求めている感情を意識すること」が人生を豊かにする**のです。私たちの生活は、常に目の前にある「状況」や「もの」を重視しがちです。それはしかたないことですが、1日に1回は、自分が求めている感情が何なのかを考えてほしいのです。

私たちが**最終的に求めているのは「もの」ではなく「感情」**なのです。

自分に問いかける方法

自分がどのような感情を求めているかについて考えてみましょう。まずは、ひとりで行う方法を例示します。

＊

①まずは、目をつぶって自分の内面に意識を向けます。そして、深呼吸を数回してくださ い。気持ちが落ち着いたら、現実をしっかりとみつめ、今自分が感じたり、考えていることを、正直にノートに書き出してみましょう。たくさんの不安な気持ちが出てくるでしょう。そうであっても、「悲観的なことばかり考えていてはいけない」などとは思わず、むしろ不安を認め、そのことを正直に書いてください。書くことによって、自分が無意識でとらえていることがはっきりしてきます。

②次に、書いた内容のどれか一つを選びましょう。最初は、比較的解決しやすい内容のものがよいでしょう。慣れてきたら、難しいものを選んでもかまいません。そして、自分が選んだ内容を、より具体的にイメージしてみます。たとえば、「**がんになって、会社もクビになり、もう終わりだ**」という内容を選んだ場合は、解雇を告げられたときの場

面や、そのときの自分の気持ちをイメージしてください。

③そして、自分に対して次のように問いかけてください。

「『会社もクビになり、もう終わりだ』という気持ちになることにより、私はどんなことを望んでいるのか」

このように自分に問いかけても答えが出ない場合には、「私はどんなことを望んでいるのか」のところを、「私はどんなことをいってやりたいのか」「私はどんな感情を得たいのか」に置きかえてもかまいません。

それでも答えが出ない場合には、この問題が解決して満足したものとして自分に問いかけてください。つまり、「〜という気持ちになることにより」のところを、「〜という気持ちがなくなったことにより」に置きかえて、次のように自分に問いかけてみてください。

「『会社もクビになり、もう終わりだ』という気持ちがなくなったことにより、私はどんな感情を得たいのか」

これらの問いかけを繰り返し行うと、本当に求めている感情がはっきりとしてきます。最初は表面的な感情が出てくるでしょう。たとえば、「生活の保障を得たい」「尊敬されたい」「人から認められたい」などです。しかし、さらに問いかけ続けると、ある時点で表面的な感情から、「愛がほしい」「あるがままの自分でいたい」「安らぎを得たい」など、自分の内面の奥深くにある感情を認識できるようになります。そして、その感情を自分のものとして感じることができるようになるのです。

自分が求めている感情がわかったら、日常生活でそれを感じるように工夫してみてください。たとえば、当たり前のように家族といる時間。そんな時間でも、「何て貴重な時間なんだ」と思えるようになるでしょう。そして、これが自分が求めていた感情なのだと意識できるのです。

対話による方法

自分が求めている感情を知るには、前述のようにひとりで行う方法もありますが、ここでは対話をしながら行う方法を例示します。

＊

Sさんは肺がんで、抗がん剤治療を受けています。はじめの薬が副作用で使えなくなってしまったのですが、別の抗がん剤を使うことに抵抗を感じて、カウンセリングにいらっしゃいました。Sさんは、抗がん剤治療のほかにも、いろいろな悩みをもっているようでした。まずは、リラックスして、深呼吸をしていただきました。そして、5分くらいで思い浮かぶことをノートに書いてもらったところ、次の二つのことが書かれていました。
「自分がいなくなったら、夫は家事をできるのか」
「自分の病気は治らないけど、何とかして治したい」
今回は、「自分の病気は治らないけど、何とかして治したい」のほうを選択して、どのような感情を得たいのか探ることにしました。

私　それでは、「自分の病気は治らないけど、何とかして治したい」と思っていることについて、自分が求めている感情を探してみましょう。まずは、深呼吸をしてリラックスしてくださいね。心が落ち着いたら、「自分の病気は治らないけど、何とかして治したい」と思っている場面を思い出してください。

Sさん　はい、思い出してみます。モヤモヤした気持ちになってきますね。

私　次に、「『自分の病気は治らないけど、何とかして治したい』という気持ちになることにより、どのようなことを望んでいるか」をご自身に問いかけてみてください。答えが出ない場合は、「『自分の病気は治らないけど、何とかして治したい』という気持ちになることによって、どんなことをいってやりたいのか」「『自分の病気は治らないけど、何とかして治したい』という気持ちになることにより、どんな感情を得たいのか」と、言葉を置きかえて自分に問いかけてください。

Sさん　「何で自分だけが、こんなつらい思いをしないといけないのかしら」という考えが浮かびました。

私　何で自分だけがこんなつらい思いをしないといけないのかという気持ちなることにより、どんなことを望んでいますか？

Sさん　うーん、わからないですね。

私　それでは、病気が治って、こんなつらい思いをしなくてすむようになったとしたら、どのような気持ちになりますか？

Sさん　すごく晴れ晴れとした気持ちになります。

私　すごく晴れ晴れとした気持ちになったら、次にどのようなことを望みますか？

Sさん　夫と一緒に旅行に行きたいですね。

私　旅行に行って満足することによって、次にどんなことを望んでいますか？

Sさん　夫を支えてあげたいですね。
私　夫を支えてあげて、夫から感謝されたら、さらにどんなことを望みますか？
どんな気持ちになりたいですか？
Sさん　笑顔で毎日を過ごしたいです。
私　笑顔で毎日を過ごすことによって、さらにどんなことを望みたいですか？
Sさん　愛されたいですね。
私　愛されることによって、さらにどんなことを望みますか？
Sさん　すごく安らかな気持ちになりたいですね。ゆったりした感じ。温かい海に浮いている感じです。
私　いいですね。この感覚をしばらく味わっていてくださいね。十分に味わったら、この感覚を覚えておいてください。これが、あなたが病気を治そうとすることによって得たい感情なのです。その感覚は、病気を完治させなくても、感じることができるのですよ。

＊

このような流れで対話をしながら進めるですが、私がSさんに問いかけた部分をご自身で問いかけることにより、ひとりでもこの方法を行うことができます。

この対話のように、求めている成果（求めている感情）は、病気を治さなくても得ることができるのです。

闘病生活が始まると、いつのまにか病気のことばかりに気がいってしまいます。その結果、病気を克服することによって、どのような感情を得たいのかということを忘れてしまいます。さらに、病気を克服しなくてもその感情を得られることも忘れてしまうのです。

病気になって、不安な気持ちになったときこそ、自分が本当に望んでいる感情を知るよい機会になります。そして、それを日常生活のなかでも味わおうと意識するようにしてください。

3　呼吸を意識してリラックスする

普段何気なく行っている呼吸によって、心を安定した状態にすることもできます。そのための簡単な方法をご紹介します。

①まずは、椅子やソファーに座って力を抜きます。すでにリラックスしている状態にある寝る前や寝起きに行うと、より効果的にできます。

②目をつぶって、呼吸に意識を置いてください。無になるとか、雑念をとり除こうといったようなことを無理にしないでください。そのようなことを考えると、逆に呼吸に集中できなくなります。ただ呼吸に意識を置くだけです。自分はこんな呼吸をしているのだという感覚を覚えることや、悲しいときやうれしいときによって呼吸が違うことも感じられるようになるでしょう。

＊

④5分ほどしたら、のびをして現実に戻りましょう。

この方法のコツは二つあります。一つ目は、いろいろなイメージや雑念が浮かんできても、とにかく呼吸を意識することです。二つ目のコツは、毎日続けることです。1か月もすると効果が実感できます。何も考えずに5分間この呼吸をしていると、どんな心境であったとしても、気持ちが落ち着いてきます。

つらいことがあったときや、落ち込むことがあったときも、この呼吸をぜひやってみてください。1日のうちの決まった時間に行うように習慣づけると、より効果的です。

4　「やる気回復ノート」で元気になる

調子が悪いときに行う対処法を決めておく

人は調子がよいときには正しい判断ができますが、元気がなくなったり、落ち込んだりして調子が悪いときには判断力が低下するので、誤った判断をしてしまいがちです。ですから、調子がよいときに、調子が悪くなったときにどうすればよいかを決めておくとよいのです。

まずは、「やる気回復ノート」というタイトルでノートをつくり、そこに調子が悪いときにどうするかを書いておきましょう。そして、調子が悪くなったときに、書いたことを実行してください。せっかく書いたのですから、常に目に入るところに置いておきましょう。なぜなら目につかないところにしまっておくと、調子が悪くて判断力が低下しているときには、そのノートを読むことすら忘れてしまうからです。

患者さんには、がんが再発するかもしれないという不安があります。その不安が的中してしまったときに、どのように行動するかまで、事前にシミュレーションしておくことが大切です。

「やる気回復ノート」に書いておくとよいこと

闘病生活で落ち込んでいるときには、自分がどうしたらその時期を乗り越えられるかを書いておきましょう。落ち込んだ時期を乗り越え、幸せな気持ちでいられれば、よいことが起こり、運が開けたりもします。次のようなことを書いておくとよいでしょう。

●元気になる本や名言集を読む

好きな本や名言集は、気分を落ち着かせてくれます。ノートの近くにこれらを置いておきましょう。

●楽しいＤＶＤを見て笑う

元気がなくなったら、笑える映画や落語や漫才やコントなどのＤＶＤを見ることをお勧めします。「笑い」は、嫌なことを忘れさせ、幸せな気持ちにしてくれます。私は落ち込んだときには、笑える映画を見るようにしています。ノーマン・カズンズという人は、絶望的な膠原病にかかったときに、喜劇映画を繰り返し見て、笑うことで病気を治したといわれています。笑いは免疫力を高めてくれます。落ち込んだときだけでなく、定期的に笑いに触れる機会をつくってもよいでしょう。

●マッサージを受ける

マッサージを受けると、リラックスすることができ、気分が和らぎます。マッサージを受けることが予算的に難しいときは、マッサージチェアを使用してもよいでしょう。また、アロマをたいてもよいでしょう。

●プールや海で泳ぐ

水中で運動すると、心地よい気持ちになれます。浮き輪で浮いているだけでもリラックスできます。

●朝日を浴びる

朝起きたら、散歩に出て、朝日を浴びましょう。それができなければ、カーテンを開けて朝日を浴びるだけでも、大きな効果があります。

●おいしいものを食べる

お気に入りのレストランはどこですか？　ぜひ、落ち込んだときに行くレストランを決めておきましょう。自宅で好きなものを食べてもよいでしょう。

●元気が出る音楽を聞く

音楽は、リラックスすることにつながります。事前に自分の好きな音楽、元気が出る音楽を選んでおきましょう。

●温泉やお風呂に入る

温泉やお風呂に入ると、心身ともにリラックスできます。

5　復活のストーリーで前向きな気持ちになる

ネガティブな感情を受け止め、前向きな気持ちにきりかえるためにはどうしたらよいのでしょうか。ここでは、自分の感情を口に出す方法をご紹介します。「不治の病にかかって、この世は終わり」と思っている場合を例にとります。

＊

①まず、「私は、不治の病にかかって、この世は終わりだと思っています」と何回か口に出していいます。

②次に、落ち込んでいる自分の目の前に立っている別人になったつもりで、「あなたは、不治の病にかかって、この世は終わりだと思っています」と何回かいいます。

③今度は、小説家になったつもりで、不治の病にかかった自分を小説の主人公に見立て、「彼は、不治の病にかかって、この世は終わりだと思っています」と何回かいいます。

＊

これらのプロセスを通して、「不治の病にかかって、この世は終わり」という苦しみを冷静にみつめることができるようになり、気持ちが落ち着いてきます。

さて、不治の病にかかった主人公は、この逆境からどのように復活していくのでしょうか。小説家になったつもりで、この逆境から復活していくストーリーをつくってください。

主人公が置かれている状況がピンチであるほど、より刺激的で、劇的な復活のストーリーがつくれます。逆に、自分の人生がすべて思い通りになったら、つまらないストーリー、すなわちつまらない人生になってしまいませんか？　このように考えれば、現在の置かれている状況を、前向きにとらえるきっかけになりますし、その状況から抜け出そうとする、生きる力が出てくるはずです。

私は、よくないことが起きたときは、復活のストーリーをつくり、気持ちを落ち着かせます。この方法は慣れると簡単にできますので、ぜひ試してみてください。

コラム13　日本のがん治療の問題点

日本のがん治療の問題点の一つは、放射線治療の専門医が１０００人程度しかいないことです。小さな病院には、放射線治療の専門医がいないことがあります。そのような病院では、放射線治療が検討されずに、手術や抗がん剤治療が行われるケースが多いのです。

ある患者さんは、大腸がんから肺への転移が3か所ありました。手術も検討したのですが、切除するのが難しい場所であったため、抗がん剤治療で経過をみていました。その後長期にわたって抗がん剤治療を受けたため、抗がん剤の効果がなくなってきたところで、私が担当になりました。私は放射線治療が有効であると判断し、放射線の専門医に相談しました。すると、放射線治療により根治を目指すことができるとわかったのです。

この患者さんのように、放射線治療が適応できるかどうかを考えてみることも大切です。最近の放射線治療の発展は目覚ましく、サイバーナイフといった定位放射線などによる治療は、手術に匹敵する効果があります。したがって、セカンドオピニオン（第4章4参照）を受けるときも、同じ科の医師だけでなく、放射線科の医師の意見を聞くことも大切です。

ただし、注意しないといけないのは、全身に散らばったがんは、放射線治療で完治することはできないということです。あくまで、局所的ながんの治療に効果を発揮します。

なお、手術を検討する余地が全くない状態での放射線治療は、痛みの緩和が目的となります。

参考文献および参考ＨＰ

［第1章］

ロバート・A・ワインバーグ『ワインバーグ がんの生物学』武藤誠／青木正博訳、南江堂、２００８年

猿木信裕ほか「全がん協加盟施設の生存率協同調査について」（http://www.gunma-cc.jp/sarukihan/seizonritu/index.html）

［第2章］

樋野興夫『がん哲学外来の話――殺到した患者と家族が笑顔を取り戻す』小学館、２００８年

Cassidy J, Cox JV, Scotto N, Schmoll H. Effective management of patients receiving XELOX: Evaluation of impact of dose modifications on outcome in patients from the NO16966, NO16967, and NO16968 trials. *Journal of Clinical Oncology*. 29, 2011(suppl 4; abstr 497)

山科章編『内科レジデントデータブック〈第2版〉』医学書院、２００２年

日本整形外科学会「ロコモパンフレット２０１４年度版 ロコモティブシンドローム」

日本リハビリテーション医学会／がんのリハビリテーションガイドライン策定委員会編『がんのリハビリテーションガイドライン』金原出版、２０１３年

高橋豊『決定版 がん休眠療法』講談社＋α新書、２００６年

〔第3章〕

Shepherd FA, Dancey J, Ramlau R et al. Prospective randomized trial of docetaxel versus best supportive care in patients with non-small-cell lung cancer previously treated with platinum-based chemotherapy. *Journal of Clinical Oncology*. 18(10): 2095-2103, 2000

Fang F, Fall K, Mittleman MA et al. Suicide and cardiovascular death after a cancer diagnosis. *The New England Journal of Medicine*. 366:1310-1318, 2012

高橋聡美編著『グリーフケア——死別による悲嘆の援助』メヂカルフレンド社、２０１２年

田村恵子／河正子／森田達也編『看護に活かすスピリチュアルケアの手引き』青海社、２０１２年

Temel JS, Greer JA, Muzikansky A et al. Early palliative care for patients with metastatic non-small-cell lung cancer. *The New England Journal of Medicine*. 363:733-742, 2010

〔第5章〕

コニリー・アンドレアス／タマラ・アンドレアス『コア・トランスフォーメーション——癒しと自己変革のための10のステップ』穂積由利子訳、春秋社、２００４年

［著者紹介］

加藤隆佑（かとう・りゅうすけ）

札幌禎心会病院　がん化学療法センター長、消化器内科・腫瘍内科部長。

一般社団法人 日本内科学会認定医、一般財団法人 日本消化器病学会専門医、一般社団法人 日本消化器内視鏡学会専門医、一般社団法人 日本がん治療認定医機構がん治療認定医、一般社団法人 日本肝臓学会肝臓専門医。

1977年生まれ。東北大学医学部卒業。秋田県厚生農業協同組合連合会 平鹿総合病院、日本赤十字社 秋田赤十字病院、医療法人 渓仁会手稲渓仁会病院で、一般内科医、消化器内科医、社会福祉法人 北海道社会事業協会 小樽協会病院 消化器内科部長としての勤務を経て現職。

専門は消化器がんの内視鏡治療と固形がんの化学療法全般。漢方を併用した治療も行う。

著書に『がんと向き合うために大切なこと』『大腸がんと告知されたときに読む本』（ともに緑書房）。

アメーバブログ「現役医師による！　抗がん剤治療相談室」（https://ameblo.jp/cancerlabo）、「がんハートサポート」（https://cancer-heartsupport.com）で患者さんの悩み解決のための情報発信をしている。

抗がん剤治療を受けるときに読む本

Midori Shobo Co.,Ltd

2015年 6 月10日　第 1 刷発行
2024年 4 月20日　第 3 刷発行

著　者……………… 加藤隆佑

発行者……………… 森田浩平

発行所……………… 株式会社 緑書房
〒103-0004
東京都中央区東日本橋 3 丁目 4 番14号
TEL　03-6833-0560
https://www.midorishobo.co.jp

編集協力……………… 冬木　裕

カバーデザイン………… 臼井新太郎

カバーイラスト………… さいとうかこみ

印刷所……………… 図書印刷

ISBN978-4-89531-220-2 Printed in Japan
落丁・乱丁本は弊社送料負担にてお取り替えいたします。